太らないのは、どっち!?

安中千絵

青春新書
PLAYBOOKS

太らない方がわかれば、外食も飲み会もこわくない！

食事を選ぶとき、何を食べたいかはもちろん「どれを食べれば太りにくいか」といった視点で食べ物を選ぶことはありませんか？

このとき、単純にカロリーを基準に食事を選択している方もいるかもしれません。

しかし、太りにくい食事を選ぶときには、カロリーだけが絶対的な指標ではありません。栄養価や、血糖値への作用なども考慮する必要があります。

本書では、外食の人気メニューを中心にさまざまな食品をとりあげ、2択のクイズ形式で、どちらを食べれば太りにくいかを考えていきます。カロリーの高さだけでなく健康への影響も踏まえて、総合的に判断し太りにくい食べ物を「太らない」として紹介しています。

クイズに答え、解答ページを読み進めていくうちに、太りにくい食事や、健康的な食事を選ぶための知識や法則が身につくように、役立つ情報をふんだんに詰め込みました。

本書が、手にしてくださった方の健康的な食生活のお役に立てば幸いです。

太らないのは、どっち!? もくじ

1章 定番おかず・外食メニュー 11

どっち!?

この本では……

・「エネルギー量」を「カロリー」と表記します。
・それぞれの料理を一般的な一人前の量を想定し比べています。
・紹介しているデータは、2015年1月現在のものです。

本文デザイン　青木佐和子
本文イラスト　千野エー
編集協力　佐藤雅美

1章

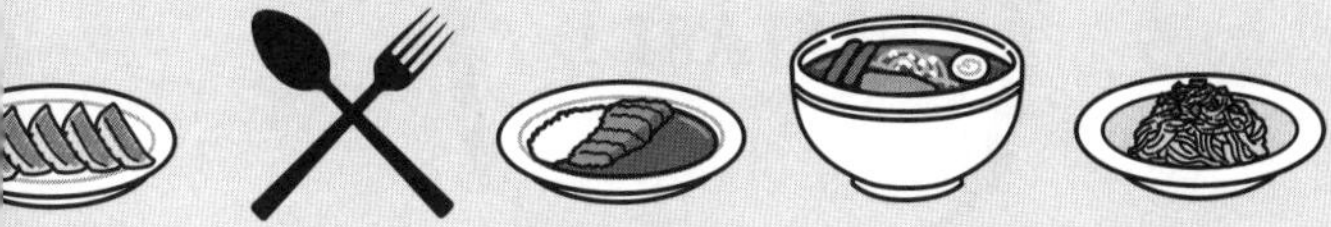

定番おかず・外食メニュー

どっち!?

どっち!?

◀START!

ハンバーグ、唐揚げ、とんかつ、カレー…。レストランや食堂の定番メニューは、どれもカロリーが高そうで、どれを選んだらいいのか迷うところ。また、よく目にするメニューだからこそ「こっちの方が太りにくいはず」と、イメージ先行で食事を選んでしまうことも多いのでは。

　思い込みを捨て、正しい食事選びのポイントを身につけていきましょう。

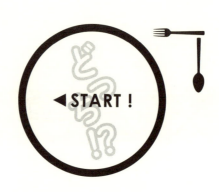

太らないのは、どっち!?

ステーキ

VS

ハンバーグ

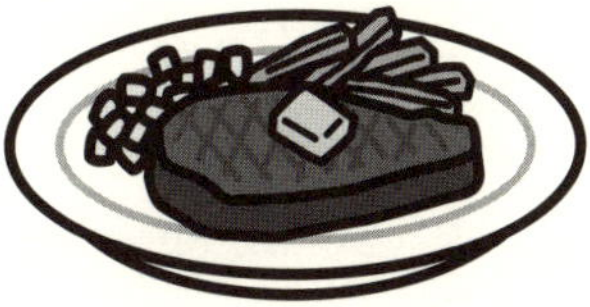

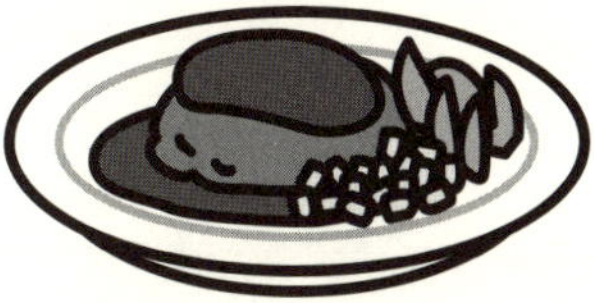

太らないのは……

ステーキ

ステーキといえば、脂がたっぷりのった高カロリーメニューの代表格のように思えますが、意外にもハンバーグの方が高カロリーな場合があります。シンプルに肉を焼いただけのステーキの方が何を食べたか把握しやすく、おすすめです。

ただし、ダイエット中はサーロインより、脂肪の少ないヒレ肉を選びましょう。脂肪のカロリーは1gが9kcal、たんぱく質は1gが4kcalです。ですから、肉は脂肪が多い部位と赤身部分では倍近くカロリーが違います。サーロインを食べるのであれば、赤身の周りの白い脂身はなるべく残す努力を。肉の脂身に多く含まれる飽和脂肪酸のとり過ぎは、肥満や生活習慣病を引き起こす原因にもなります。味つけは、塩、こしょうなどシンプルなものがベスト。こってりとしたソースがかかっているとカロリーが上がってしまうので注意。添え物のフライドポテト、コーンなどは、糖質と油が主体なのでどれも残したいところです。

ここがポイント

肉は部位によってカロリーが倍以上になる！

太らないのは、どっち!?

エビフライ

VS

ハンバーグ

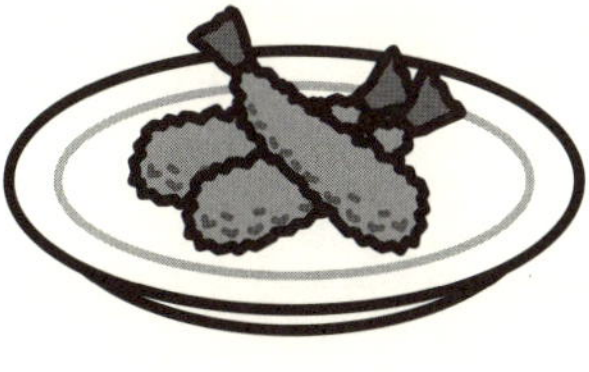

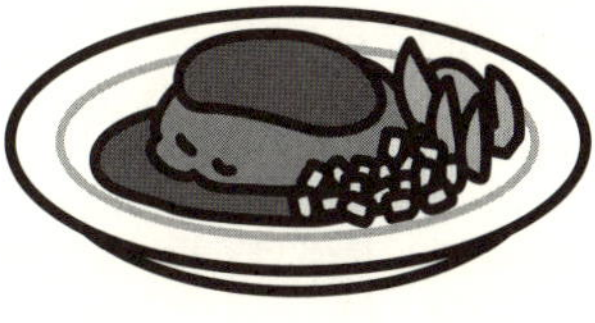

太らないのは……エビフライ

「揚げ物はダイエットや健康の敵」と目の敵にしている方も多いのではないでしょうか。その常識で選ぶとハンバーグとなりますが、実は、ハンバーグはちょっと注意が必要なメニュー。なぜなら、ひき肉に脂肪が多い合いびきが使われており、さらにそれをハンバーグ形に成形し、ふんわりとした食感を出すために、つなぎにパン粉を加えているので、見た目より脂質と糖質が多い料理だからです。

反面、エビフライは揚げ物でも、エビ自体の脂肪が少なくカロリーが低めなので、結果、ハンバーグより低カロリーになります。加えて、エビはコレステロールを下げる働きのあるタウリンや、動脈硬化を予防するＤＨＡなども含むので、この２つのメニューで迷ったら、エビフライを選びましょう。

また、揚げ物は腹持ちがよいので、つい間食しがちな人は揚げ物を少し食べておくことで、間食予防もできます。ダイエット中＝揚げ物は絶対ダメ、ではありません。

ここがポイント

ハンバーグは素材がわかりにくい要注意メニュー

煮込みハンバーグ

太らないのは、どっち!?

VS

チーズハンバーグ

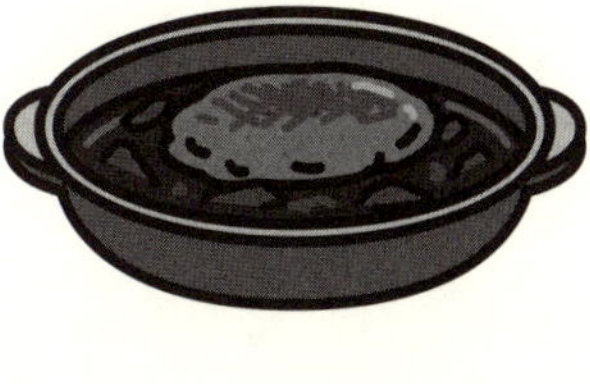

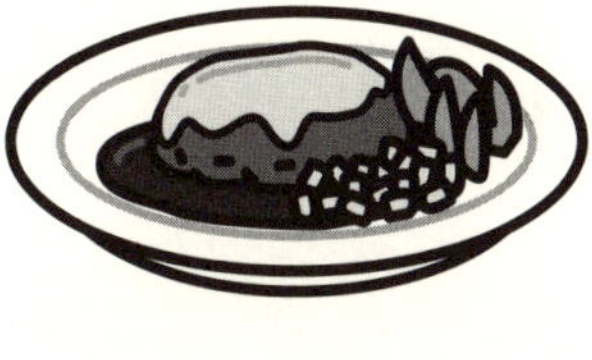

太らないのは……

チーズハンバーグ

煮込みハンバーグによく使われているデミグラスソースは、牛肉と野菜をじっくり煮込み、そのエキスにバターと小麦粉でとろみをつけたもの。コクがあってハンバーグとよく合いますが、脂質と糖質が主体なので少し注意が必要なメニューです。

一方のチーズハンバーグは、ハンバーグにスライスチーズをのせただけなので、カロリーはそれほど上がりません。チーズには日本人に不足しているカルシウムが含まれているので、栄養面でのメリットも。ダイエット中は特に、材料に何が使われているかわかりにくい料理より、目で見てすぐに材料がわかるものを選ぶ方が無難です。

ただし、煮込みハンバーグのソースがトマトを使ったあっさり系のトマトソースであれば、煮込みハンバーグもおすすめです。トマトにはからだの酸化を防止する抗酸化力の高いリコピンや、コレステロール値を下げるビタミンPが含まれているので、ダイエットや、生活習慣病の予防効果が期待できます。

ここがポイント 目で見てすぐに材料がわかる料理を選んで

太らないのは、どっち!?

カルボナーラ

VS

ペペロンチーノ

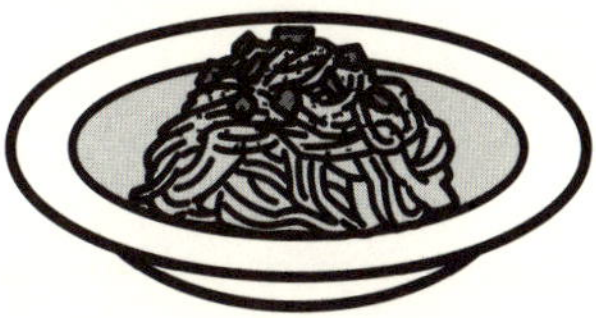

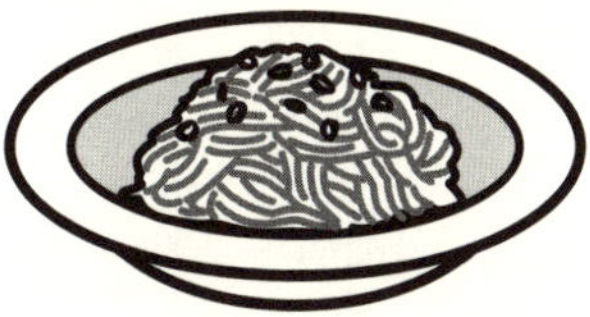

太・ら・な・いのは……カルボナーラ

卵とチーズがまったりとからんだカルボナーラと、具なしでニンニクと赤唐辛子をきかせたペペロンチーノ。シンプルなペペロンチーノの方が太らないように感じますが、カロリーに実はそれほど差がありません。

ペペロンチーノには「ざるそば」のようなあっさりしたイメージを抱きがちですが、実はオリーブオイルが大さじ２杯（約２４０kcal）も使われている、脂質たっぷりのメニューなのです。栄養面では、パスタの糖質とオリーブオイルの脂質しかとれません。特にダイエット中はカロリーを減らしつつ、栄養価を充足させなければ健康を損なってしまうので、なるべく具なしのメニューは避けましょう。

カロリーから見ると、カルボナーラの方が多少高くなりますが、ソースの卵とチーズ、具のベーコンからたんぱく質やカルシウムといった、からだに必要な栄養素がとれるので、ペペロンチーノより栄養的に優れていておすすめです。

ここがポイント

あっさりに見える「具なしメニュー」に騙されるな！

太らないのは、どっち!?

ポテトコロッケ

VS

とんかつ

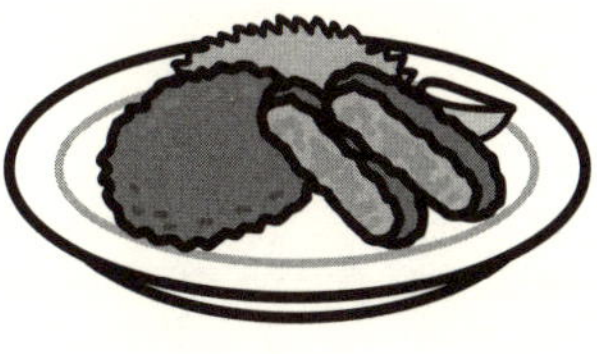

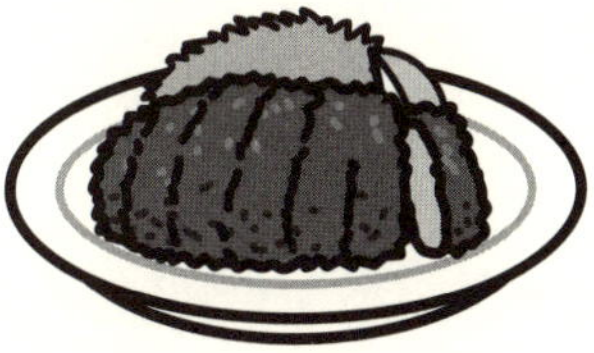

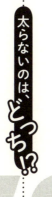

太らないのは……とんかつ

単純にカロリーで比較すると、とんかつの方が高いのですが、素材となる食品を見ると、とんかつの方が圧倒的におすすめです。豚肉には良質のたんぱく質や、他の食品に比べてビタミンB_1が非常に多く含まれているからです。ビタミンB_1は疲労を回復したり、糖質をエネルギーに変えたり、脳の健康を保つ上で欠かせない働きをしたりするビタミンです。ビタミンB_1が不足すると、疲れがたまりやすく、精神的にも不安定になります。糖質ばかり食べていて、だるくてやる気がでないという人はビタミンB_1不足の可能性があります。

それに比べ、ポテトコロッケの中身はほとんどジャガイモです。ジャガイモの主成分は糖質。そこに、小麦粉やパン粉で衣をつけて揚げてあるポテトコロッケは、糖質と脂質が多いメニューです。ちなみに糖質とは炭水化物から食物繊維を除いたものを指します。血糖値を上げやすいのは糖質、上げにくいのは食物繊維です。

ここがポイント

ビタミンB_1は、糖質を燃やすのに欠かせない

ポークカレー

太らないのは、どっち!?

VS

チキンカレー

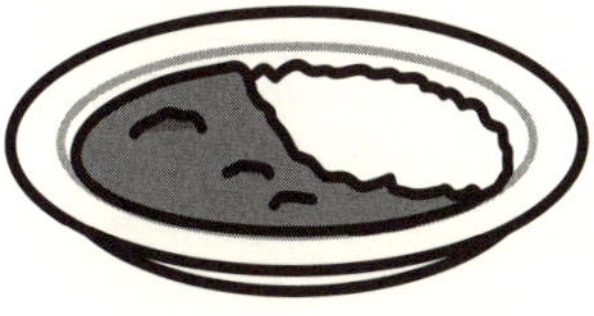

太らないのは……チキンカレー

カレールーが同じ場合、具によって何を選ぶべきかが変わります。ポークとチキンでは、チキンの方がカロリーが低いのでおすすめ。ちなみに、ビーフが一番高カロリーで、チキンより低カロリーのものは具がエビやイカといったシーフードです。

ただ、カレー自体がカロリーが高く、ご飯が進んでしまうメニューなのでダイエット中はできれば避けたいところ。カレーを食べるのであれば、とろみが強いカレーではなく、シャバシャバとしたあっさりカレーの方が一般的にカロリーは低めです。

具はチキンやシーフードにし、ジャガイモではなく、ブロッコリーやニンジン、パプリカなど、カラフルな野菜が入っているものを選びましょう。ちなみに、ターメリックなどのカレーのスパイスにはポリフェノールが多く含まれており、抗酸化力が高いことが注目されています。

ルーのタイプや具を上手に選び、ご飯を食べ過ぎないようにしましょう。

ここがポイント

カレーは、ルーのタイプと具を上手に選ぼう

太らないのは、どっち!?

エビフライ

VS

カニクリームコロッケ

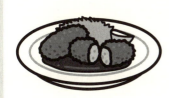

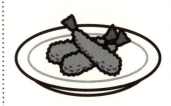

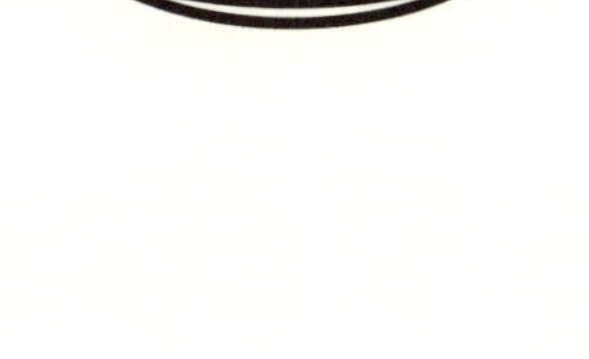

太らないのは……
エビフライ

どちらも洋食屋やスーパーのお惣菜売り場でついつい選んでしまうおかずですが、ここで注目したいのは中身です。カニクリームコロッケの中身はカニクリームとはいっても、主体は小麦粉とバター。主役となるはずのカニは大抵少ししか入っていません。それに衣をつけて揚げてあるので、糖質と脂質が多く、いってみれば菓子パンを食べているようなもの。カニが少量だと、たんぱく質などの栄養も期待できません。

それに比べると、エビフライはエビ1尾が使われているので、たんぱく質やビタミン、ミネラルがとれます。さらにエビには、滋養強壮ドリンク剤にも入っているタウリンという、肝機能を高める成分が豊富に含まれています。一見、同じ魚介の揚げ物のように見えますが、選ぶならエビフライを優先させましょう。食べるときは、マヨネーズやタルタルソースを避けて、あっさり系のソースをかけます。

ここがポイント

糖質と脂質でできたクリームコロッケに注意！

太らないのは、どっち!?

とんかつ

VS

唐揚げ

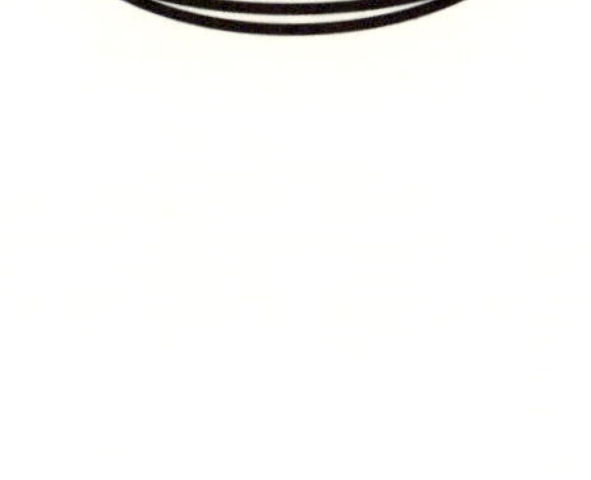

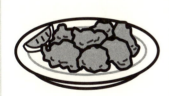

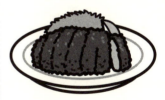

太・ら・な・いのは……

唐揚げ

どちらも揚げ物メニューで迷うかもしれませんが、鶏肉の方が豚肉よりも低カロリー、さらに唐揚げは衣が薄いので選ぶなら唐揚げを。

揚げ物の場合、衣が何かということが重要で、揚げ油を吸収する吸油率が低い順から、衣をつけない素揚げ、粉を薄くまぶす唐揚げや竜田揚げ、衣をしっかりつけるフライや天ぷらとなっています。吸油率を数字で見ると、素材にもよりますが、唐揚げは6~8%、パン粉をつけるかつは10~20%程度になります。つまり衣が多いほど、油を吸うのでカロリーが高くなるということ。

とんかつは素材と衣の両面でカロリーが高く、肉系の揚げ物の中では量を控えたいメニュー。食べるときに濃厚なとんかつソースや、すりゴマ入りのソースをかけると、さらにカロリーが跳ね上がるので気をつけて。唐揚げはソースなしで食べられるのも長所です。

ここがポイント

揚げ物を選ぶときは、素材と衣に着目して

太らないのは、どっち!?

ナポリタン

VS

トマトソースパスタ

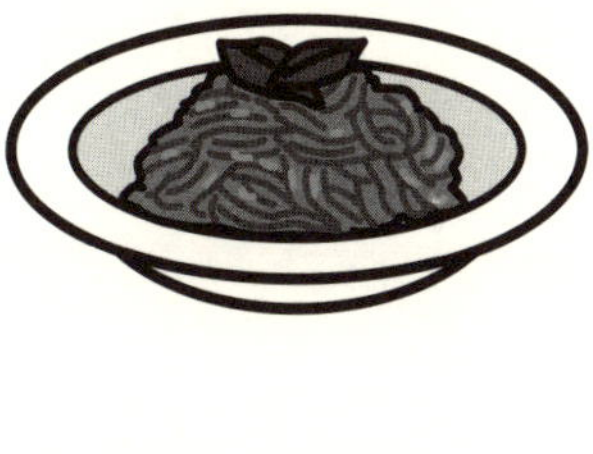

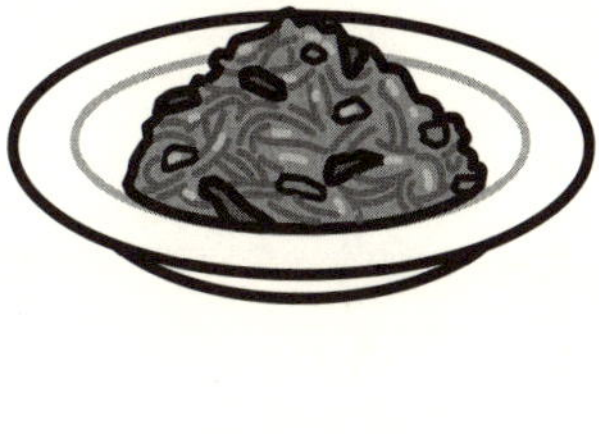

太らないのは……

トマトソースパスタ

トマトケチャップで味つけされたナポリタンは、定番料理として人気ですが、ケチャップには砂糖が使われており、具のソーセージには脂肪がたっぷり含まれているため、脂質と糖質多めのメニューです。比べて、トマトソースパスタのソースはトマト主体で作られているのでカロリー控えめ。トマトからはビタミンやミネラル、リコピンなどの抗酸化物質もとれます。リコピンは近年日本人男性に急増している、前立腺がんを予防する効果が報告されています。特に熱を加えると吸収されやすいので、トマトソースはリコピンが効率よくとれ、おすすめです。

ちなみに、ソーセージは肉の代替品と思われがちですが、つなぎに脂肪やパン粉などが使われているものも多く、たんぱく質が肉そのものに比べて少ないのが特徴。また、添加物が多く使われているところも気になるところです。健康のためにも、とり過ぎないようにしましょう。

ここがポイント

「肉の代わりのソーセージ」には、要注意！

太らないのは、どっち!?

マルゲリータピザ

VS

トマトソースパスタ

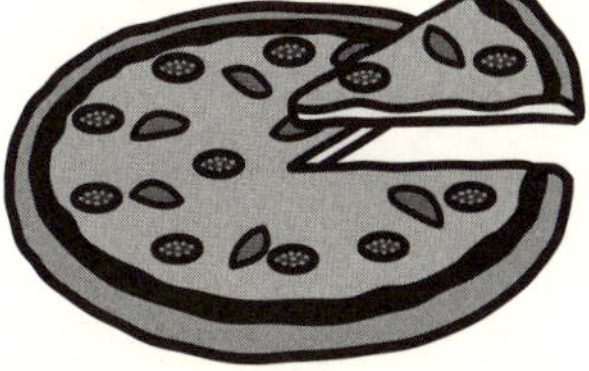

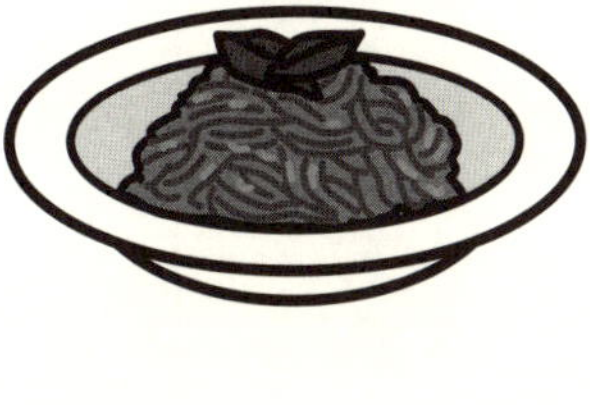

太らないのは……

トマトソースパスタ

どちらもトマトソースを使っている2品なので、土台であるピザ生地とパスタを比べてみましょう。主材料はどちらも小麦粉ですが、食後血糖値の上昇は、パスタの方がゆるやかです。この点を考慮すると、選びたいのはピザよりパスタ。

血糖値は急激に上がるほど、インシュリンという脂肪を合成するホルモンがたくさん分泌され、肥満につながりやすくなります。また、生活習慣病予防のためにも、血糖値はゆるやかに上昇させることがのぞましいのです。

血糖値を上げるのは糖質で、食品に含まれる糖質の量や種類などが関係します。血糖値の上がりやすさを主食で比べてみると、上げやすいのはパンやもち、白米やうどんなどで、それに比べてゆるやかなのはパスタやそば、玄米や雑穀米です。パスタの血糖値上昇がパンやピザなどの同じ小麦製品に比べて低いのは、パスタ用に使われる品種の小麦粉が、硬く消化吸収に時間がかかるためです。

ここがポイント

ピザとパスタで迷ったら血糖値の上昇がゆるやかなパスタを

太らないのは、どっち!?

ミートドリア

VS

マカロニグラタン

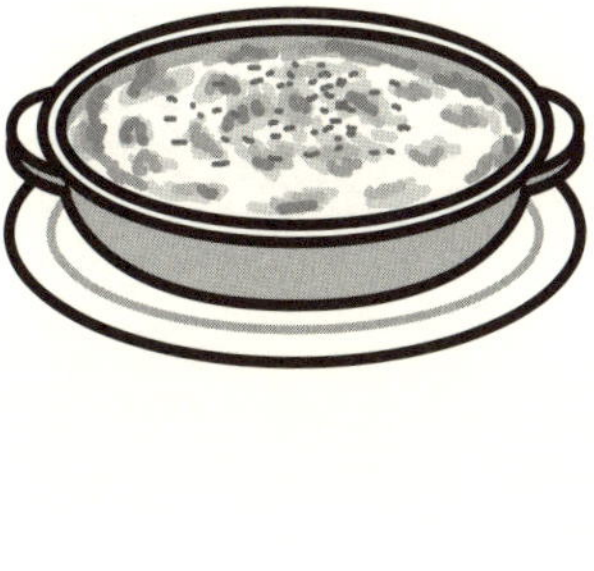

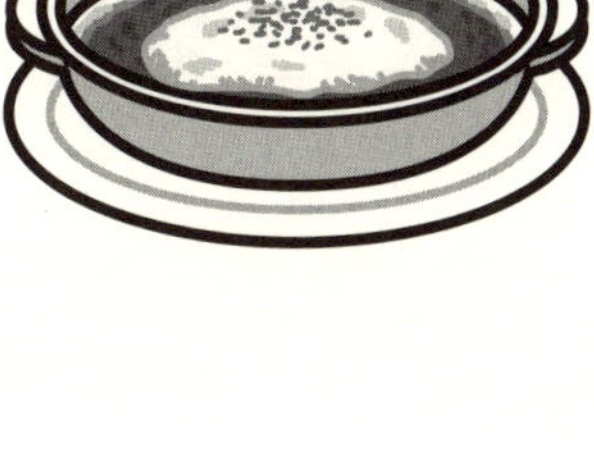

太らないのは……

マカロニグラタン

ミートドリアはミートソース＋ご飯、マカロニグラタンはホワイトソース＋マカロニの組み合わせ。お米にはヘルシーなイメージがありますが、ドリアの場合、ご飯を油で炒めているので、カロリーが高くなります。さらに、ミートソースはひき肉が使われているので脂肪が多くなりがちです。

グラタンのホワイトソースはバターと小麦粉と牛乳で作られているため、高カロリーになりますが、具はチキンやエビといったカロリーが低めのものが多いので、ドリアに比べ一般的にカロリー控えめと考えていいでしょう。

ただし、コクがあるホワイトソースには生クリームが使われている場合があるので注意が必要。チーズたっぷりのものも同様。「とろ〜り美味しい」や「濃厚」といったうたい文句があるメニューには気をつけます。

ここがポイント 似た料理で迷ったら具材と調理法で選ぼう！

太らないのは、どっち!?

チャーハン

VS

ラーメン

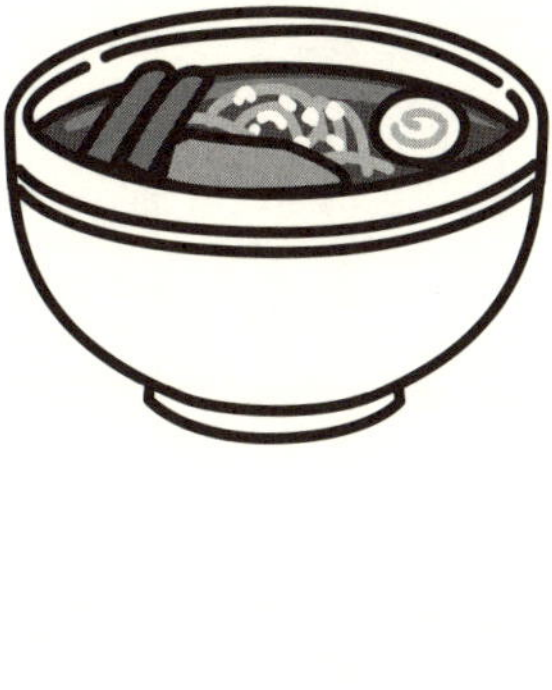

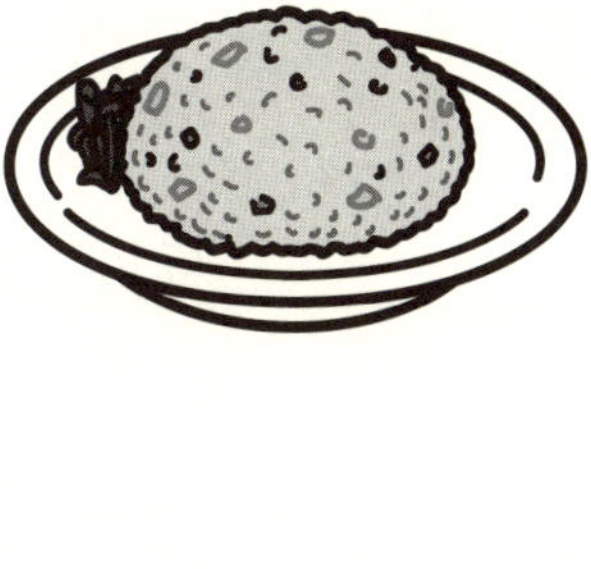

太らないのは……

ラーメン

中華料理店で選ぶのに迷うこの2品。「じゃあ、ラーメンチャーハンで」という選択肢はダイエットと健康を考えた場合、やはり避けたいところです。カロリーは似たようなものなので、この場合、血糖値の上昇が白米に比べ、ゆるやかな中華麺を選ぶとよいでしょう。

トッピングができるお店であれば、モヤシやネギ、ワカメ、海苔といった野菜や海藻をたっぷり追加すると、塩分を排出するカリウムを補えるのでおすすめです。

ラーメンには塩、しょうゆ、味噌などの種類がありますが、味でカロリーはあまり変わりません。それより、スープがあっさりタイプか、油がギラギラと浮いているタイプかによって変わります。味に惑わされず、スープの油の浮き具合で見極めましょう。いずれにしても、ラーメンはスープをすべて飲み干すと、カロリーも塩分もとり過ぎになります。耳にたこでしょうが、スープは残すこと。

ここがポイント **ラーメンは味に惑わされず、スープの油で見極めて**

太らないのは、どっち!?

餃子《ギョウザ》 VS 焼売《シュウマイ》

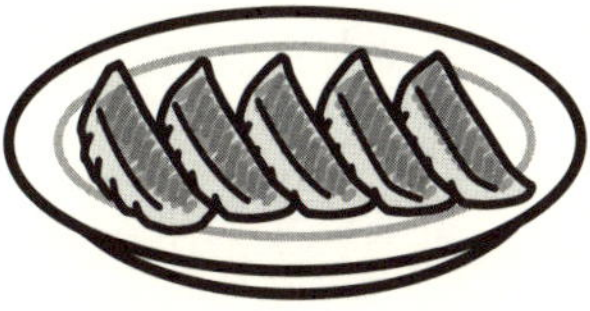

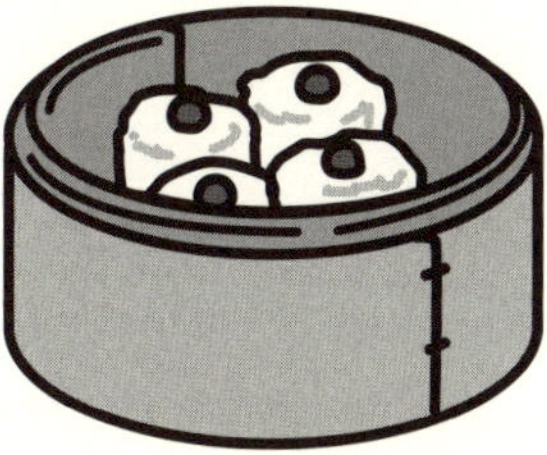

太らないのは……

焼売

中身が同じひき肉だった場合、餃子の方が皮が大きくて厚く、さらに油を使って焼くのでカロリーが高くなります。一方の焼売は皮が薄く、蒸して火を通すので油を使いません。よって、焼売の方が低カロリーになります。焼売の中でも、エビ焼売やカニ焼売だったら、さらにカロリーが低くなります。

気をつけたいのは、ラーメンやチャーハンのサイドメニューとして、焼売や餃子を選んでしまうこと。どちらも小麦粉で作られた皮で糖質をとってしまうので、ご飯や麺と合わせると糖質のとり過ぎでカロリーオーバーになってしまいます。

本場中国では、餃子や焼売を主食のおかずにする習慣はありません。

これらを頼むときは、野菜炒めなどのおかず系と合わせて、ご飯や麺を頼むのは控えましょう。

ここがポイント

同じ中身なら「焼く」より、「蒸す」料理を

太らないのは、どっち!?

チキン南蛮《ナンバン》

VS

油淋鶏《ユーリンチー》

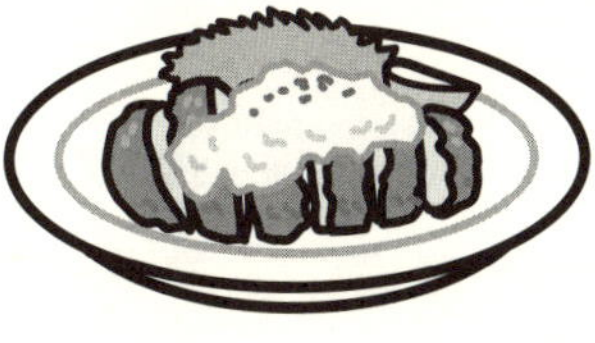

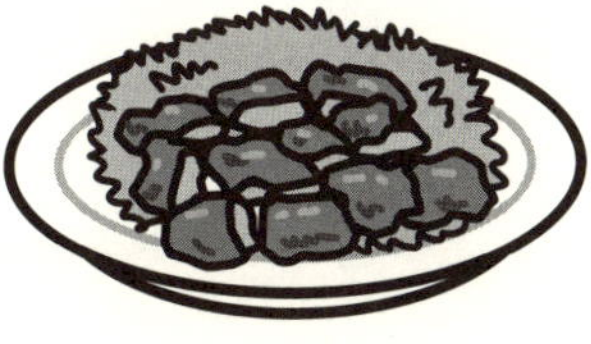

太らないのは……

油淋鶏

どちらも鶏の唐揚げをベースにした料理ですが、鶏肉だからヘルシーと思い込まないよう注意。油淋鶏は唐揚げに甘酸っぱいしょうゆだれをかけている分、カロリーがアップしています。一方のチキン南蛮は、甘酸っぱいたれにつけて、さらにタルタルソースをかけたもの。タルタルソースはマヨネーズがベースなので、油がとても多く、かなりカロリーを押し上げます。

さらに、本場・宮崎風チキン南蛮は、タルタルソースに甘さとコクを出すため、練乳を加えているものもあるので、カロリーはさらにアップ。脂質も糖質もたっぷりなメニューなので、ダイエット中は避けましょう。あえて選ぶなら、甘酢だれをかけるだけの油淋鶏の方がおすすめです。

甘酸っぱい味つけは、甘味が酸味に隠れてしまって、甘味を感じにくくなり、砂糖が思いのほか、たくさん使われていることがあるので注意が必要です。

ここがポイント

甘酸っぱい味に隠れた大量の砂糖に注意！

青椒肉絲《チンジャオロースー》

太らないのは、どっち!?

回鍋肉《ホイコーロー》

VS

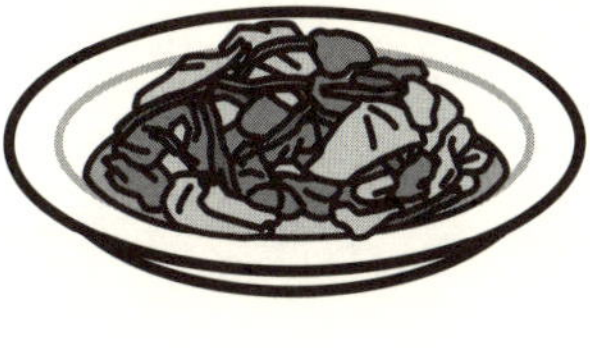

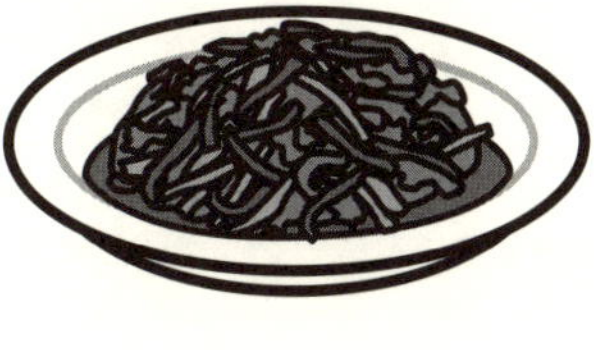

青椒肉絲

肉に野菜をたっぷり組み合わせた炒め物は栄養バランスがよく、どちらもおすすめメニューです。青椒肉絲も回鍋肉もカロリーにはそれほど差はありません。どちらのメニューにもよい栄養特性がありますが、青椒肉絲に使われているピーマンやタケノコの方が食べる機会が少ないと思うので、悩んだ場合は青椒肉絲を選びましょう。

ピーマンには、カロテンやビタミンCが豊富に含まれています。特にビタミンCはミカンやオレンジより多く含まれているのです。また、ピーマンもタケノコもお腹の調子を整えたり、血糖値の上昇をゆるやかにする食物繊維が豊富です。

一方、回鍋肉の主素材の豚肉には疲れをとり、エネルギーを作るのに役立つビタミンB_1が豊富に含まれており、キャベツからはビタミンCや、胃腸の調子を整えるビタミンUがとれます。さらに味つけの味噌は、腸内環境を整える発酵食品のひとつです。

迷ったら日頃、口にする機会の少ない食材を選びましょう。

ここがポイント

似た料理なら、食べる機会の少ない食材を選ぶ

太らないのは、どっち!?

麻婆豆腐

VS

エビチリ

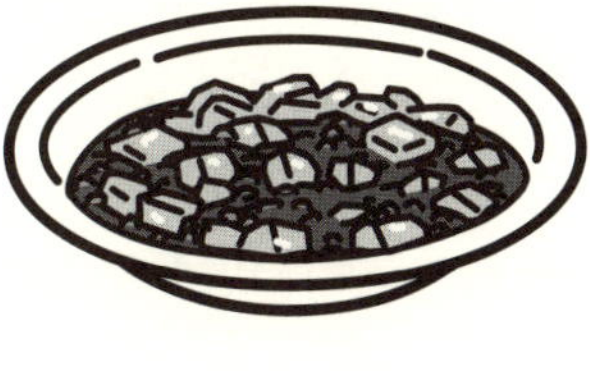

エビチリ

麻婆豆腐は「豆腐がメイン」というイメージがあるだけに、中華料理のメニューの中ではヘルシーと思いがち。しかし、豆腐にからまっているあんに、ひき肉や油がたっぷり使われているので、決して低カロリーではありません。その上、豆腐は口当たりがいいので、あまりかまずにサササッと食べ終わってしまうというのも注意したいところ。満腹感を感じるにはゆっくり、よくかんで食べることが大事です。食事を始めてから、脳の満腹中枢に信号が送られるには20分ほどかかります。ですから最初の20分はゆっくり食べるのが食べ過ぎない秘訣なのです。

一方、エビチリは麻婆豆腐に比べてカロリーは低くなりますが、使っている素材がエビと薬味だけなので、サイドメニューなどで野菜を補うようにしましょう。

そして、麻婆豆腐もエビチリもお皿に残ったあんまですべて平らげないこと。あんの正体は片栗粉と油、つまり糖質と脂質なので要注意です。

ここがポイント **あんに隠れている、ひき肉や油のカロリーに注意**

太らないのは、どっち!?

とんかつ

VS

天ぷら盛り合わせ

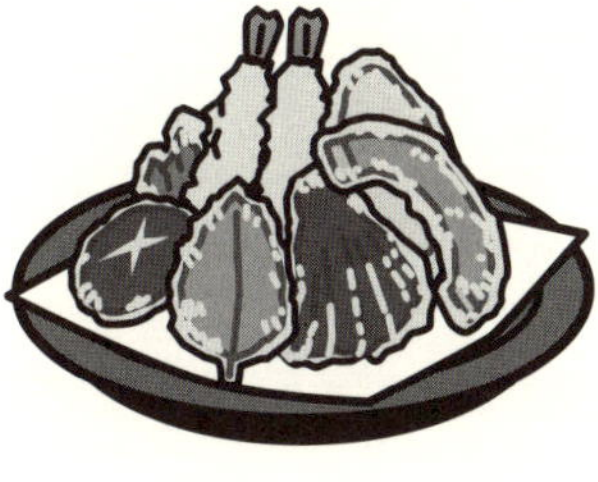

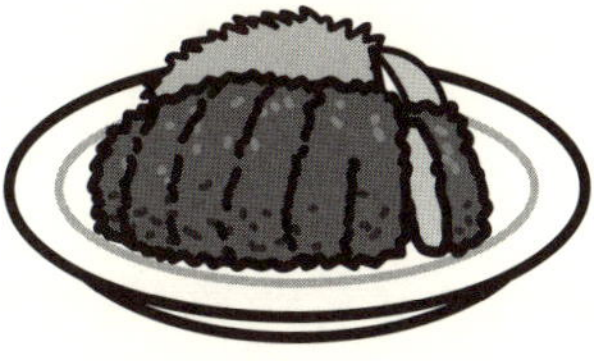

太らないのは……

天ぷら盛り合わせ

どちらもたっぷり衣がついた揚げ物メニューですが、天ぷらの方がカロリーが低く、栄養も幅広くとれます。とんかつの場合は豚肉だけであるのに対し、天ぷらの方はエビ、イカ、キスといった魚介類に、ナスやカボチャなど、いろいろな種類の食品を食べられるため、さまざまな栄養素をとれるという利点があります。

天ぷらの注意点は、具の表面積や、衣の厚さによって、油の吸油率が大きく変わることです。たとえば、ほとんどカロリーがないシソや海苔も、表面積が大きいため天ぷらにすると驚くほど衣と油をまとってしまい、1枚が30～40kcalになってしまうのです。これらはサクサクと食べられますが、油を食べているようなものだといってもいいでしょう。お店を選ぶ際、なるべく衣を薄くつけているところを選ぶのも、ダイエットや生活習慣病予防のためには大事です。

ここがポイント 迷ったら、具のバリエーションが多い方を

太らないのは、どっち!?

かつ丼

VS

カツカレー

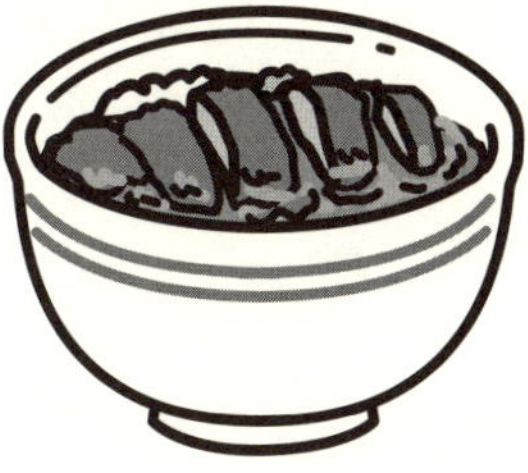

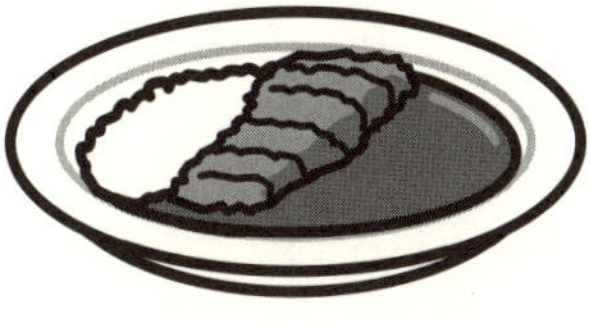

太らないのは……かつ丼

とんかつとカレーが合体したカツカレーは高カロリーの王者です。1000kcalを超えるものも少なくありません。ボリュームを誇るお店では2000kcal近いものもあります。女性の場合、1日に必要なカロリーに値するほどのメニューですから、要注意です。

それに比べると、かつ丼の方は油の使用量が少なくなるため、一般的にはカロリーも低くなります。同じような材料を使った料理の場合、和食の方が洋食より、油の使用量が少ないことが多いので、迷ったら和食を選んでおく方が無難です。

特にカレーの場合、ホテルなどの高級なカレーは思いがけない量のバターや生クリームでコクを出していることもあります。一方、スープがシャバシャバしているタイプのカレーは、小麦粉やバターの使用が少なめのものが多く、それほどカロリーが高くないのでカレーメニューの中ではおすすめです。

ここがポイント 同じような材料の料理なら洋食より和食を

太らないのは、どっち!?

かつ丼

VS

牛丼

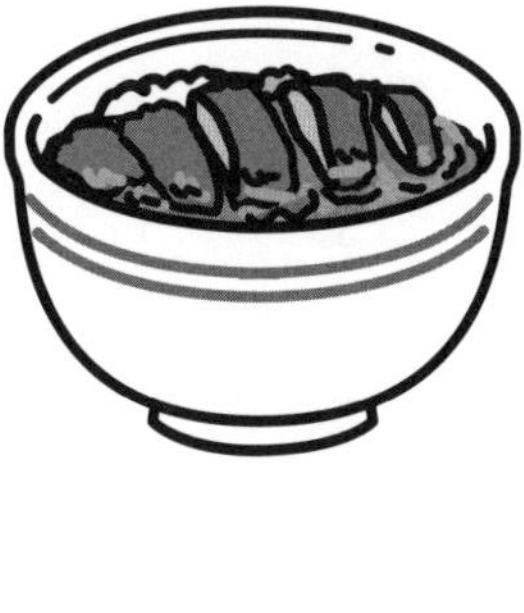

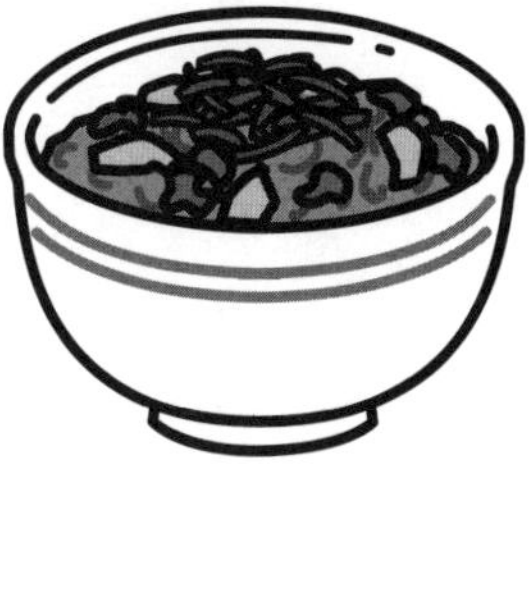

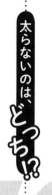

太らないのは……

牛丼

丼物はご飯の量が多く、おかずに野菜も少なく、栄養が偏りがちなのでダイエットや健康のためにはできるだけ避けたいメニューです。また、ご飯におかずのたれが染みているため、ご飯が進み、いつもよりたくさんご飯を食べてしまいがちなところも注意点です。牛丼とかつ丼の2択で選ぶという場合は、揚げ物でない牛丼の方がカロリーが低い点でおすすめ。かつ丼は丼物メニューの中では高カロリーなので避けましょう。ちなみに、丼物メニューのおすすめ順は、カロリーの低いものから、親子丼、牛丼、天丼、かつ丼の順です。同じ卵でとじる丼物でも、親子丼とかつ丼ではカロリーに大きな差があります。

丼物を食べるときのコツは2つ。まず、糖質とり過ぎ防止のため、ご飯を3分の1は残すこと。次に味噌汁や野菜のおかずを添え、定食風に整えることです。意志が弱くてご飯を残すのが難しければ、注文時に「ご飯は少なめで」と伝えてみてください。

ここがポイント 丼物を食べるときは、ご飯を残し、小鉢を加える

太らないのは、どっち!?

牛丼

VS

ビーフカレー

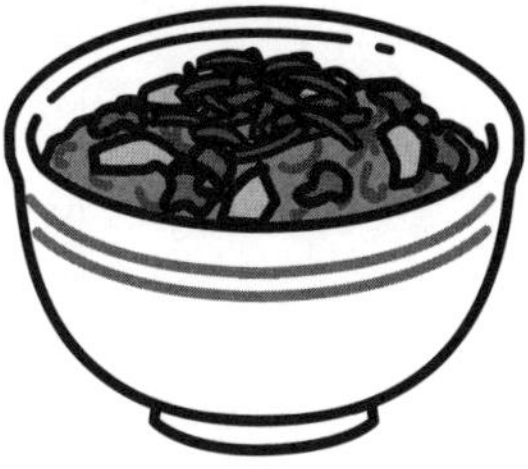

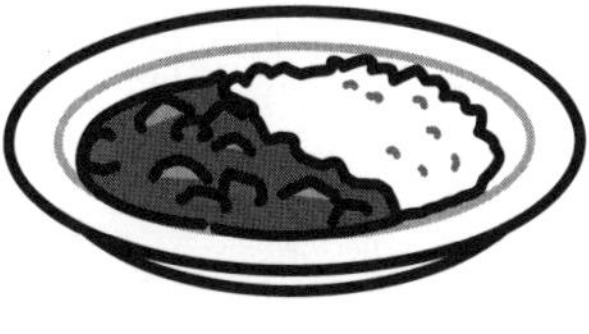

太らないのは……

牛丼

牛肉とご飯を組み合わせた対決です。牛丼は甘辛味のたれがかかっていて、砂糖が使われていますが、カロリーからすると牛丼の方が低め。カレーにはとろみづけに小麦粉が使われているため、糖質が多く、具にジャガイモが入っていればさらに糖質量もカロリーも高くなります。

もしカレーを選ぶ場合は、メイン素材は脂が多いビーフやポークより、脂の少ないチキンがおすすめです。肉の脂は常温で固まっている飽和脂肪酸を多く含むため、これをとり過ぎると血液中の中性脂肪やコレステロールを増やし、動脈硬化や心筋梗塞といった生活習慣病を引き起こすリスクが高くなります。同じ肉でも鶏は、牛や豚に比べ、飽和脂肪酸が少なくなります。ですから肉で迷ったら鶏や、牛や豚でもより脂肪の少ない部位を選びましょう。ただし、鶏の皮はカロリーも高く、飽和脂肪酸も多く含まれるので控えて。

ここがポイント

がっつり食べたいときは、カレーより牛丼を！

天ぷら定食

太らないのは、どっち!?

天丼

VS

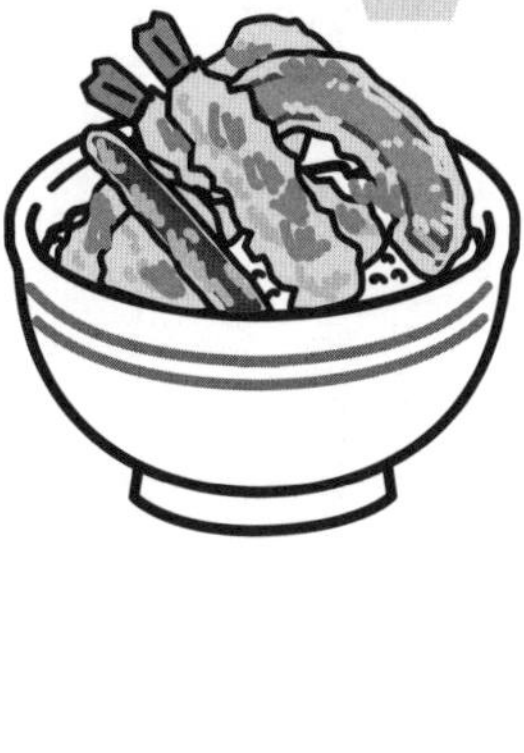

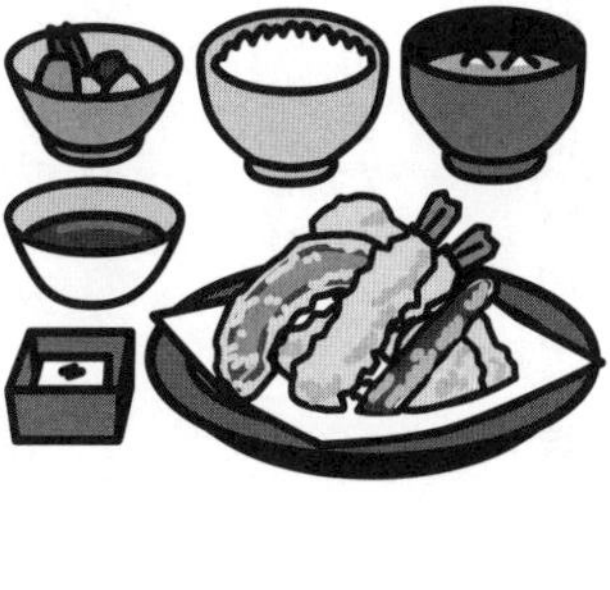

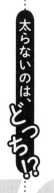

太らないのは……

天ぷら定食

一見同じ内容に見えますが、定食と丼物が大きく違うのは、定食の方が天ぷらの具の種類が多く小鉢もついているので、いろいろな食品から幅広く栄養をとれること。さらに、天ぷらの天つゆにはさほど甘味がありませんが、天丼に使われているたれは砂糖で甘めに味つけをしてあるので、カロリーも血糖値も上げる原因となります。また、一般的に丼物の方が、定食よりご飯が多く盛られていることや、早食いしやすい点も注意すべきところです。定食についている小鉢の内容が、豆腐や野菜、海藻であれば、迷わず定食を選びましょう。野菜や海藻など食物繊維の多いものから食べると、血糖値の上昇が抑えられます。

しかし、どちらにしても、天ぷらは脂質と糖質が多いメニューなので、食べるとしたら、そのあとの食事で脂質と糖質を控え、野菜たっぷりの食事にしましょう。

ここがポイント 同じ料理なら丼物より、定食を

太らないのは、どっち!?

かき揚げそば

VS

天ぷらそば

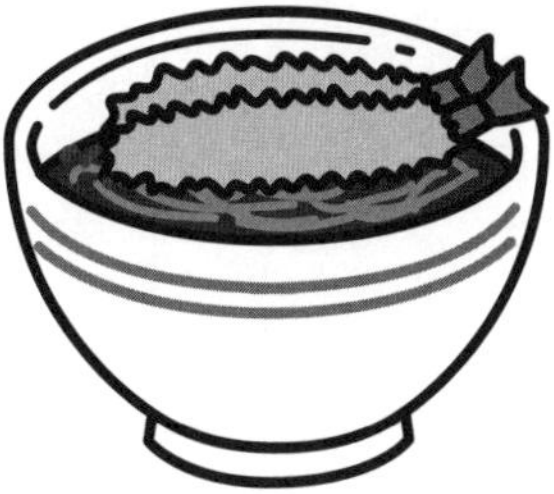

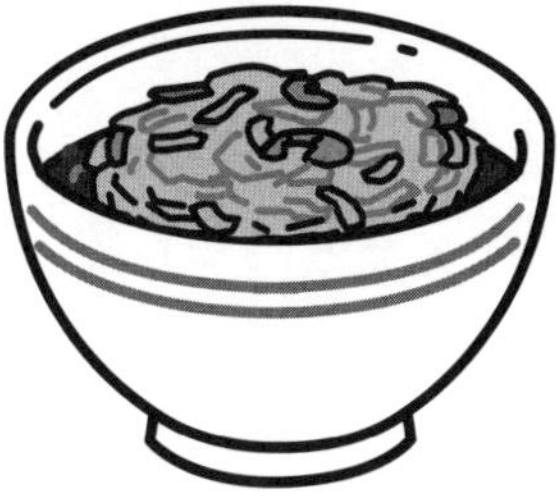

太らないのは……

天ぷらそば

かき揚げは、少ない材料に天ぷらの衣をたっぷりまとわせて揚げたもの。少量の材料を豪華に見せることのできるおかずです。材料は貝やゴボウ、ニンジンなどヘルシーな素材ですが、使う量が少ないので、空気と油ばかり食べている場合も。また、具材の表面積が大きくなるので、エビの天ぷらなどに比べ、衣も油を吸う量も多くなります。

それに比べ、天ぷらの方は、エビやイカといった材料がしっかり入っているので、たんぱく質がとれて、油の摂取量もかき揚げより控えられます。

土台となるそばは、ダイエットにも健康にもおすすめの主食です。そばは主食の中では血糖値の上昇が比較的ゆるやかな食品です。外食するとき、そばはいい選択ですが、できればそばの具は揚げ物ではなく、鴨肉や野菜、山かけなどを選びましょう。サイドメニューに温泉卵や豆腐を選べばさらに◯。

ここがポイント サクッとしたかき揚げは空気と油が主体の場合も！

きつねそば

太らないのは、どっち!?

VS

たぬきうどん

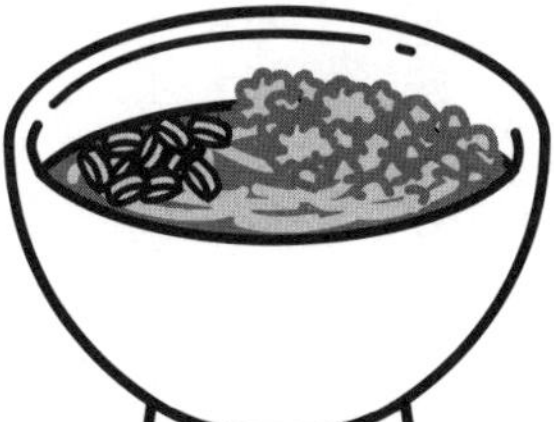

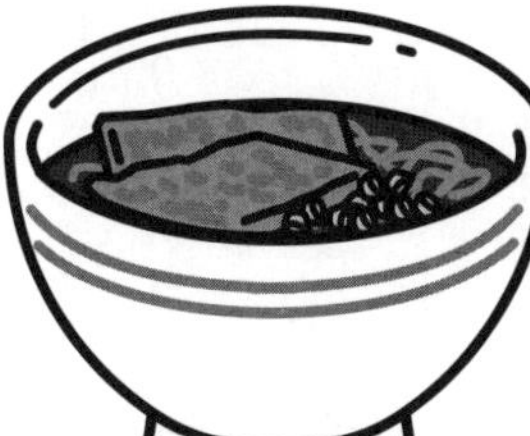

太らないのは……
きつねそば

「油揚げ＋そば」と「天かす＋うどん」の対決ですが、どちらも比較的カロリーは低めで、同じくらいのメニューです。しかし、カロリーには差がなくても、うどんとそばではうどんの方が血糖値が上がりやすい食品になります。また、きつねに使われている油揚げは大豆製品なので、たんぱく質、カルシウムやマグネシウムといったミネラルをとることができます。一方、天かすは小麦粉と油でできているので、糖質と油以外特記すべき栄養分がありません。

ただし、きつねそばだけでは野菜が圧倒的に不足しているので、野菜の小鉢をつけたいところです。また、薬味ネギには硫化アリルという、血流をよくしたり、血糖値を下げたりする成分が含まれているので、たっぷり加えるとよいでしょう。

そばとうどんで悩んだら、そばを選びましょう。また、うどんを食べる場合は、かけより、具だくさんのものを食べた方が、血糖値の上昇を抑えられます。

ここがポイント 単品メニューは具の栄養価に注目して

太らないのは、どっち!?

そうめん

VS

ざるそば

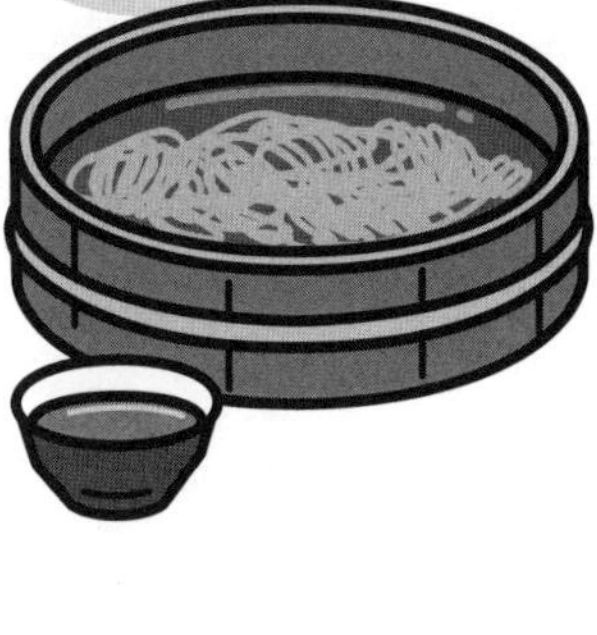

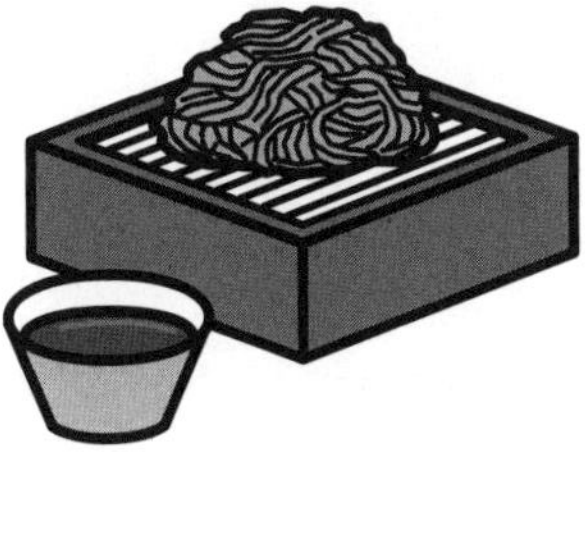

太らないのは……

ざるそば

ツルツルッと食べられるそうめんはのどごしがよくさっぱりとした味わいなので、カロリーが少ないと勘違いしがちです。しかし、そうめんの原料は小麦粉なので、うどんと栄養価はほとんど変わりません。

対するざるそばもカロリーの面ではそうめんと変わりませんが、そばはそうめんより、血糖値を上昇させにくい食品です。

そばの原料は、小麦粉とそば粉ですが、そば粉には、ビタミンやミネラル、食物繊維が豊富に含まれており、小麦粉より栄養価に優れています。また、そば粉には、高血圧や動脈硬化などの生活習慣病予防に効果があるという、ルチンという成分が含まれています。ですから、そばを選ぶときはそば粉の含有量が多いもの、二八そばより十割そばを選びましょう。そば湯にもルチンをはじめ、ビタミン、ミネラルが溶け出しているので、ぜひ飲んで。

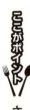

ここがポイント

さっぱり＝低カロリーの思い込みに注意！

冷やしたぬき
うどん

太らないのは、どっち!?

VS

冷やし中華

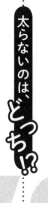

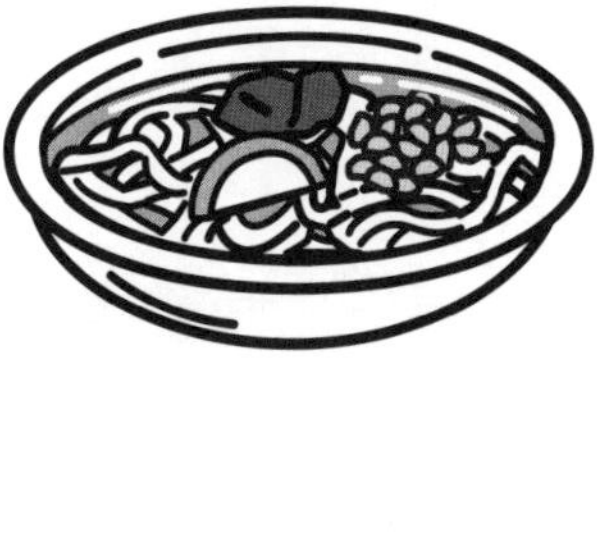

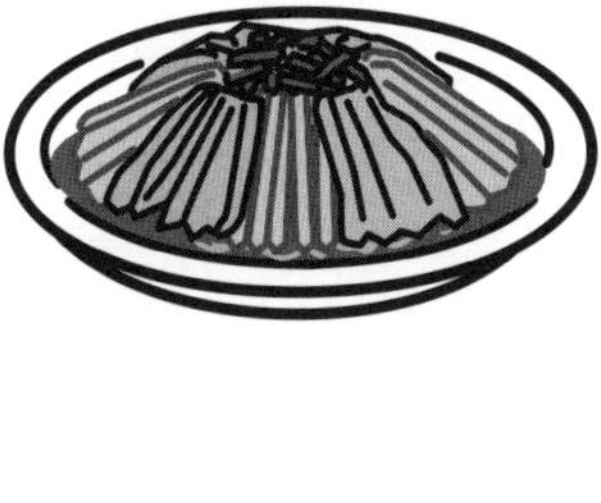

太らないのは……

冷やし中華

うどんと中華麺の主原料はどちらも小麦ですが、中華麺の方が、硬い小麦を原料とするため、うどんに比べ血糖値の上昇がゆるやかです。具を見ても、冷やしたぬきにのっている天かすは、小麦粉と油だけなので、糖質と脂質以外の栄養がとれません。

一方の冷やし中華には、卵、ハム、チャーシュー、キュウリなどがのっていて具だくさんです。また、たれに含まれる酢には、血糖値の上昇を抑える効果や、内臓脂肪を減らしたり、高めの血圧を下げる効果があるので、積極的にとりたい食品です。

ところで、地方によっては冷やし中華にマヨネーズをかけて食べる習慣があるようですが、油が多いマヨネーズをかけると一気にカロリーが上がるので、ダイエット中は我慢しましょう。冷たい中華麺には他につけ麺やジャージャー麺がありますが、つけ麺はつけだれがこってりしていて油脂が多く、麺の量も多いので、意外に高カロリー。ジャージャー麺もひき肉と油が多いので同様です。

ここがポイント

冷たい中華麺を食べるなら、冷やし中華を選んで

太らないのは、どっち!?

お好み焼き

VS

焼きそば

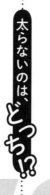

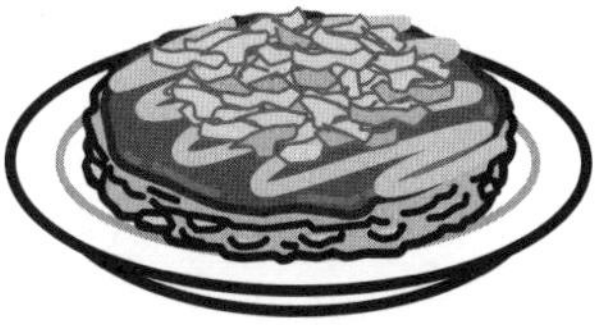

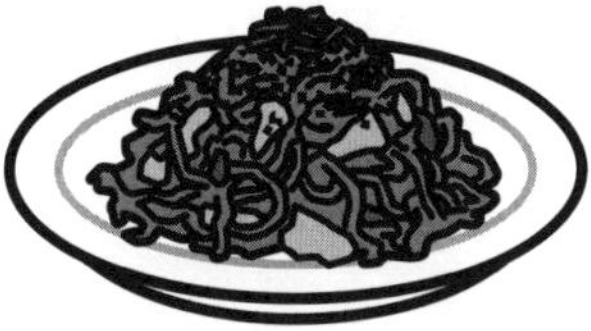

太らないのは……お好み焼き

どちらも鉄板焼きの人気2大メニューで、形状は違いますが、お好み焼きの生地も焼きそばの麺も小麦粉が主体であることは同じです。

しかし、お好み焼きの方が、キャベツやネギ、卵、ナガイモなどの多種類の具材が入っているので、そこからいろいろな栄養がとれます。

焼きそばにもキャベツは使われていますが、一般的に具は少なめで中華麺の量が多く、油で炒めるためカロリーは高くなります。特に屋台などの焼きそばは、ほとんど具がないので、からだに必要な栄養がとれません。焼きそばを食べるのであれば、中華料理店のメニューにあるような、さまざまな具が使われている五目焼きそばがおすすめです。

お好み焼きの具はいろいろありますが、鶏肉、イカやエビ、貝などの魚介類のような低カロリー、高たんぱく質素材に野菜がたっぷり入ったものを選びましょう。

ここがポイント

鉄板焼きなら、キャベツたっぷりのお好み焼きを

太らないのは、どっち!?

たい焼き

VS

たこ焼き

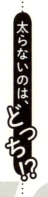

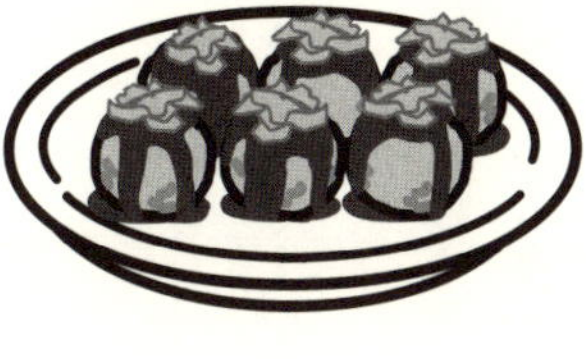

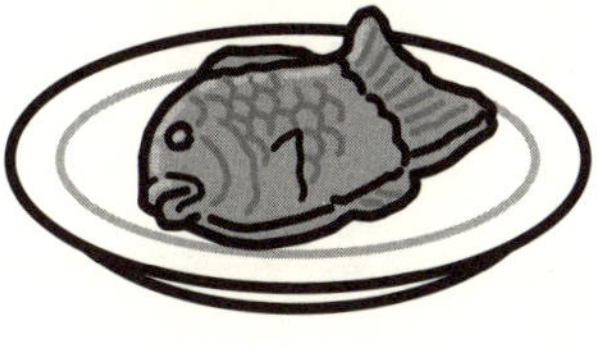

太らないのは……たこ焼き

どちらも、大体200kcal（たこ焼きは6個の場合）程度ですが、栄養価はタコの入っているたこ焼きの方が勝ります。

タコは、低カロリーな上、たんぱく質やミネラルのよい補給源になります。エビと同様に、コレステロールを低下させる作用のあるタウリンも含まれており、DNAの複製や生殖機能に関わる亜鉛も豊富なので、健康のためにも意識してとりたい食材です。たこ焼きを食べるなら、なるべく大きなタコ入りのものを選びましょう。

ただし、最近はやりのたっぷりの油で揚げるように焼いた大玉のたこ焼きは、カロリーも大幅にアップして、中には1舟が1食分に相当するほど高カロリーのものもあるので要注意。たこ焼きもたい焼きも、大人がおやつに食べるにはカロリーオーバーの食品なので、いつもより動いたときのご褒美として食べるか、食べてしまったら1時間くらい歩くなどの調整をするよう心がけて。

ここがポイント タコは、低カロリーで栄養豊富なお助け食品

肉じゃが

太らないのは、どっち!?

VS

しょうが焼き

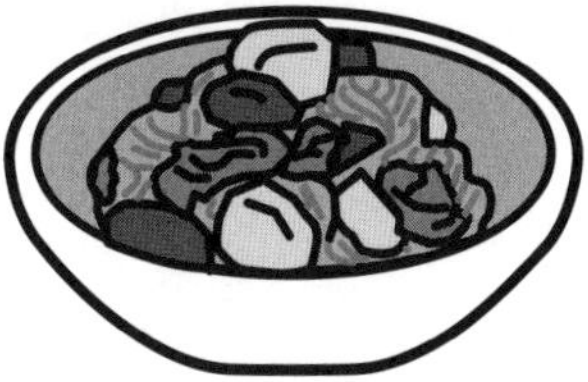

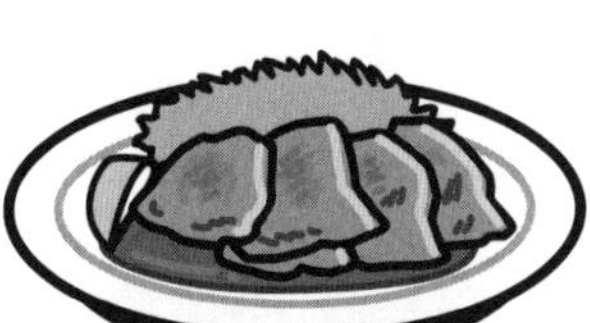

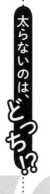

太らないのは……

しょうが焼き

お袋の味の代表的なメニュー、肉じゃが。「関東では豚肉、関西では牛肉」といわれますが、牛肉でも豚肉でも肉じゃがには、脂身の多い肉や、血糖値を上昇させやすいジャガイモが使われており、砂糖で甘く味つけされているため、脂質と糖質が多くなりがち。対するしょうが焼きは、豚肉の肩ロースをしょうがだれで炒めたもので、たんぱく質がしっかりとれる点がおすすめです。

豚肉は糖質の代謝を助けるビタミンB_1の他、脂肪の代謝を助けるビタミンB_2も豊富。どちらも円滑に代謝を行うには欠かせないビタミンです。

ただし、肉じゃがでも糸こんにゃくや玉ネギなど野菜が多く、肉が少なめなものはカロリーも低くなり、お腹の調子を整える食物繊維やオリゴ糖がとれるのでおすすめ。また、しょうが焼きも、安さ重視のお店では、脂肪たっぷりのバラ肉が使われている可能性があるので注意してください。

ここがポイント

和食でも肉の脂が多いものは高カロリー

太らないのは、どっち!?

ぶり大根

VS

さばの味噌煮

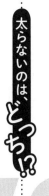

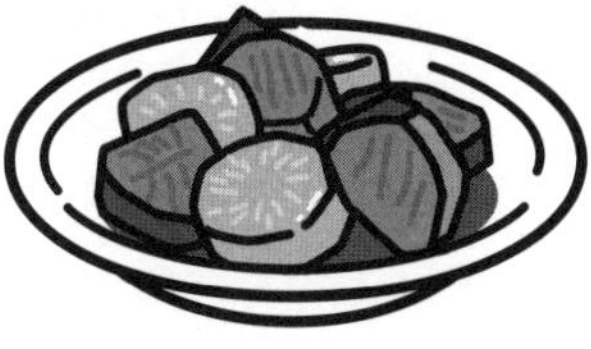

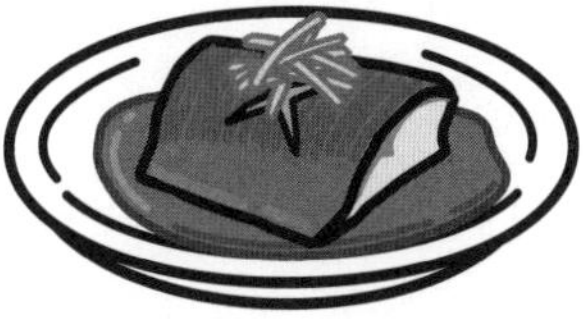

太らないのは……

ぶり大根

どちらもダイエットにも健康のためにもおすすめなメニューなのですが、カロリーで比較するならぶり大根の方が低め。素材としては、サバよりブリの方がカロリーはやや高めですが、ぶり大根は大根が使われている分、カサ増しされるので、カロリーが控えめになります。ただし、どちらも注意すべきは味つけです。甘みが強い場合は、思いのほか、砂糖が使われていることがあります。こってりしたたれがかかっている場合は、たれをなるべくよけて食べて。

ブリもサバも、ＤＨＡやＥＰＡといった、心筋梗塞や脳卒中の予防、脳の老化防止に役立つ油脂が含まれています。どちらも体内では作ることのできない必須脂肪酸で、オメガ3系脂肪酸という、意識してとりたい油脂です。日本は世界一の魚の消費国で、これが日本人の長寿に大きく貢献していると考えられています。しかし、最近は魚の消費量は右肩下がり。肉と魚で迷ったら魚を選びましょう。

ここがポイント

ＤＨＡ・ＥＰＡが豊富な魚メニューは積極的にとり入れよう

にぎり寿司

太らないのは、どっち!?

VS

ちらし寿司

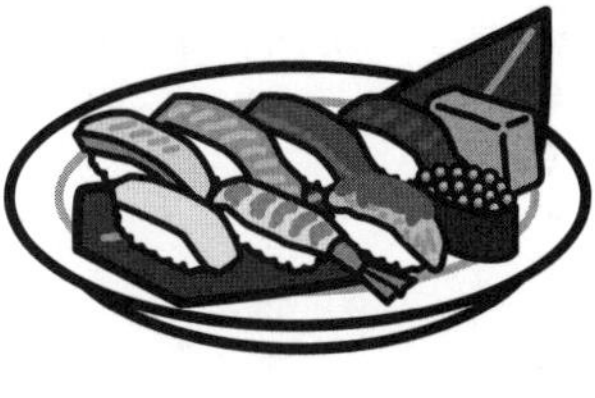

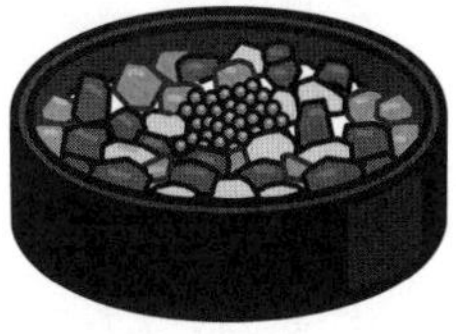

太らないのは……

にぎり寿司

どちらも酢飯と魚介で作られていますが、カロリーはちらし寿司の方が高くなります。それは、ちらし寿司の方が酢飯の量が多く、見栄えをよくするためにネタも多く盛り込んである場合が一般的だからです。

ただ、どちらにせよ寿司は脂質が少なく、低カロリーなので、外食で選ぶにはおすすめの料理ですが、注意点もあります。

お寿司を食べるときに気をつけたいのは、塩分量が多いことと、野菜がとれないことです。酢飯には塩が使われているので、さらにしょうゆをつけて食べ、汁物を飲むと、1食で1日に推奨される塩分摂取量の半分以上をとってしまう場合も。お寿司を食べたあとに、のどが渇く人は、塩分をとり過ぎている可能性があります。

お寿司を食べた次の食事では、塩分を排出するカリウムを多く含む、生の野菜やフルーツをたっぷり食べるように心がけてください。

ここがポイント お寿司のあとは、生野菜やフルーツをとるよう意識して

太らないのは、どっち!?

トロ寿司

VS

サーモン寿司

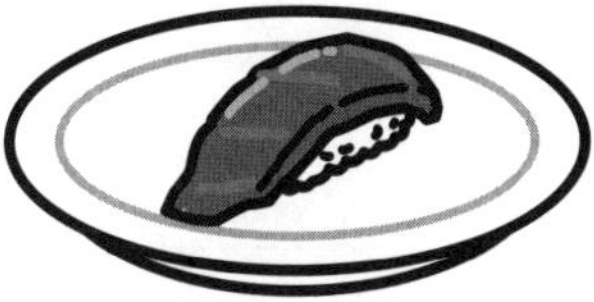

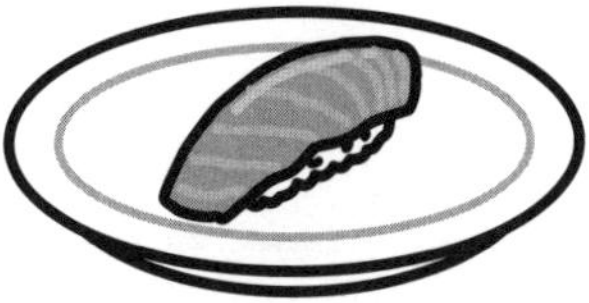

太らないのは……

サーモン寿司

寿司は総じてカロリーが低い点はおすすめですが、ネタの中には高カロリーのものもあるので、ネタ選びには少し気をつけます。まずは、トロ。同じマグロでも赤身とトロとではカロリーが大きく違い、大トロは赤身の倍近いカロリーになります。魚も脂ののったものは、高カロリーなので「トロ」と名がつくものは控えめに。魚の油脂はＤＨＡなど「とりたい油脂」ではありますが、とり過ぎればカロリーオーバーになり、当然肥満の原因になるのでほどほどに。

対して、最近人気のサーモンは、比較的カロリーが低め。サーモンの赤い色素には、目や筋肉の疲れを改善したり、生活習慣病を予防する効果が報告されています。ただし、サーモンも色が白っぽいものは脂が多いので注意。寿司ネタで低カロリーといえば、イカ、タコ、貝、タイやヒラメなどの白身魚。肉巻きやマヨネーズ味のネタはカロリーが高く、脂質が多いので控えめに。

ここがポイント

寿司ネタは大トロは控えて、赤身や白身、貝類を選ぶ

2章

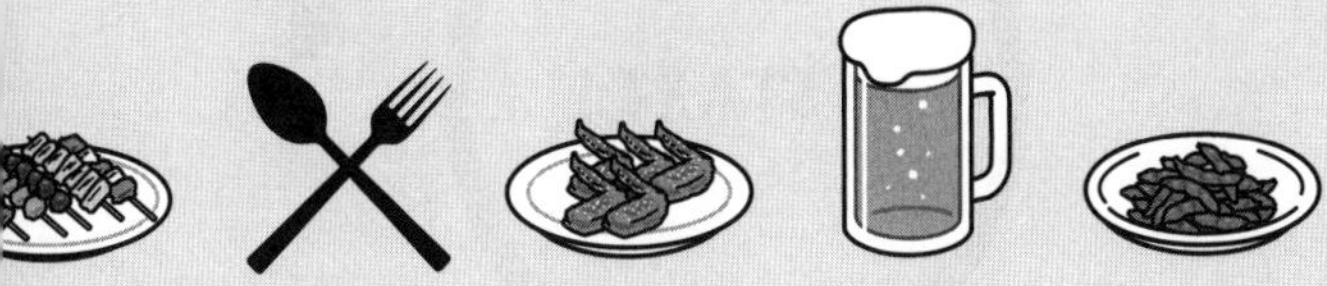

居酒屋メニュー

どっち!?

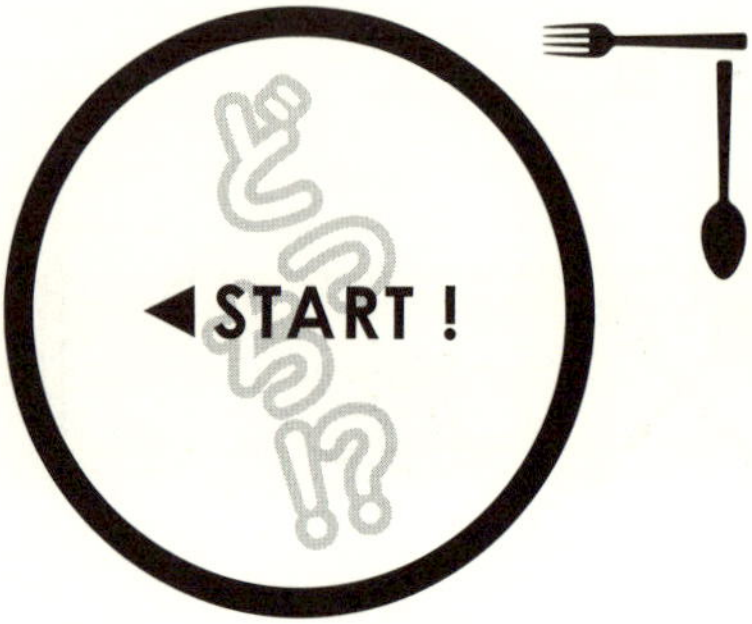

「とりあえずビール」から始まって、ソーセージやポテトフライがいつものオーダーになっている人、多いですよね。そして、何気なくピザを頼んだり、〝締め〟にご飯ものを頼むのが決まりだったり…。

実は、居酒屋メニューには、ダイエットや健康的な食生活のお助けメニューになるものも多いのです。

見る目を変え、賢い食事選びを心がけましょう。

太らないのは、どっち!?

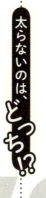

ビール

VS

日本酒

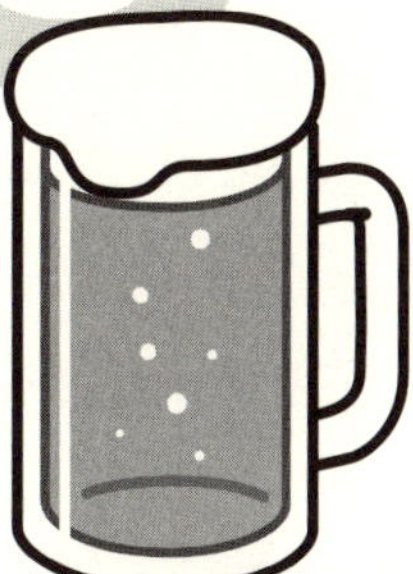

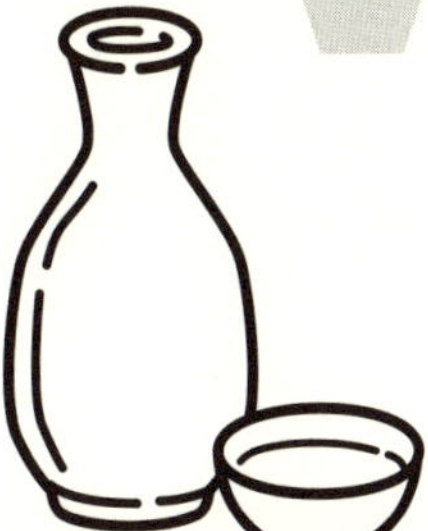

太らないのは……

日本酒

お酒の太る、太らないはお酒に含まれる糖質とアルコール度で決まります。お酒はアルコール度の高い方が、カロリーも高くなります。また、お酒は製造方法によって、原料の糖質が残る醸造酒と糖質を含まない蒸留酒に分かれますが、ビールと日本酒は、どちらも糖質を含む醸造酒です。

単純に同じ量で比べると日本酒の方が糖度もアルコール度も高いのですが、日本酒はビールのようにジョッキでたくさん飲むお酒ではないので、中に含まれるアルコールの量を基準にして比べます。1日あたりの健康的な飲酒量として推奨されているアルコール量は20g。アルコール20gを含む量のビールはロング缶1本、日本酒は1合。この量で比べるとビールの方が糖質量が多く、カロリーも高くなります。

ビールや日本酒のように糖質を含むお酒を飲むときは、つまみは糖質の少ないものを選んで、締めのご飯も控えるのが、お酒を飲んでも太らないコツです。

ここがポイント

糖質を含む酒を飲むときは、つまみと締めに気をつける

太らないのは、どっち!?

日本酒

VS

ワイン

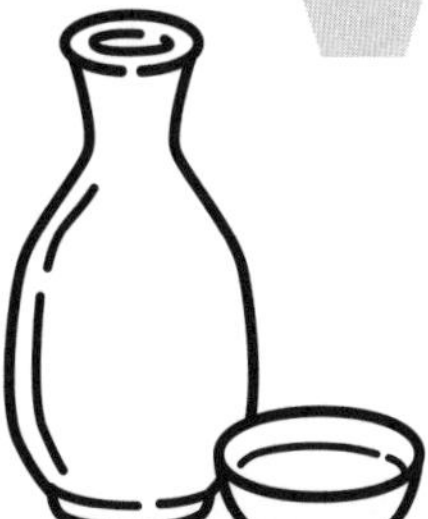

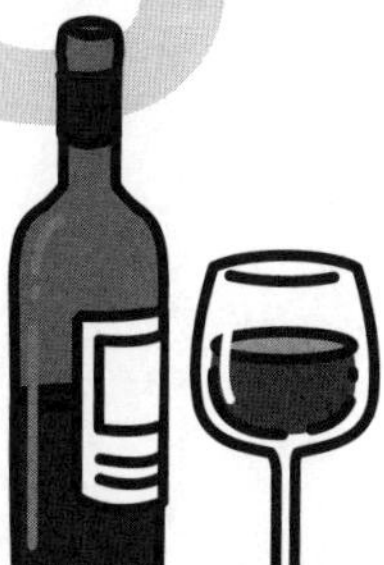

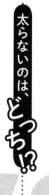

太らないのは……ワイン

ワインも日本酒も糖質を含む醸造酒ですが、糖質の量を比べると、ワインの方が日本酒の半分ほど。同じアルコールを含む量で比べてもワインの方がカロリーが低いので、この2択で悩んだらワインを選択しましょう。

よく「赤ワインにはポリフェノールが多いから健康にいい」といわれますが、これはレスベラトロールという抗酸化成分が含まれているため。レスベラトロールには動脈硬化を予防する働きがあるのではないかと考えられています。

酒は百薬の長といわれ、実際に適度な飲酒は心筋梗塞や脳梗塞のリスクを低くすることがわかっています。しかし、お酒は健康効果が認められる一方で、脳出血や、一部のがんの発症リスクを高めるなど、健康によくない作用があるのも事実。

お酒には過度な健康効果を期待せず、適量を、休肝日を設けながら楽しむのが、太らないためにも健康のためにも、大切なことです。

ここがポイント お酒の健康効果に過度な期待はしないこと

太らないのは、どっち!?

ビール

VS

ハイボール

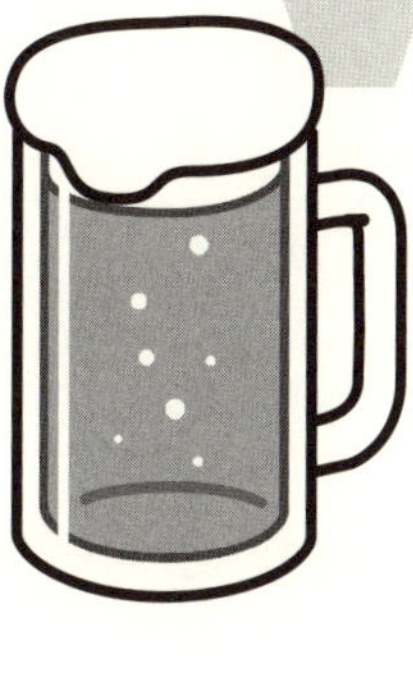

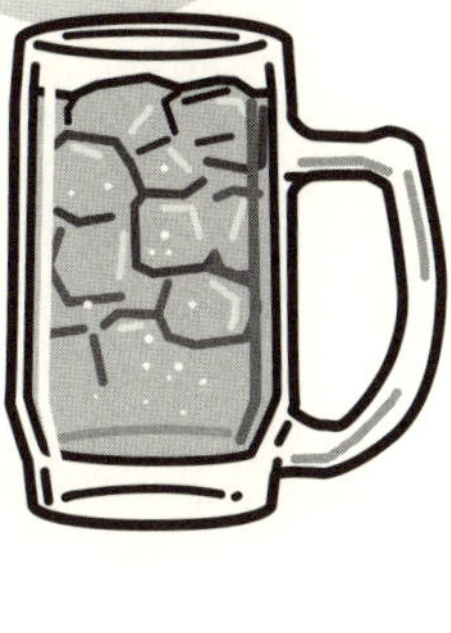

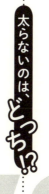

太らないのは……

ハイボール

ハイボールに使われるウイスキーは蒸留酒なので、糖質はゼロですが、アルコール度数が高いので、カロリーも高くなります。ただし、炭酸で割って薄くして飲むのであれば、糖質の多いビールより低カロリーです。

よくお酒のカロリーでは太らないといいますが、これは嘘。お酒のカロリーは、お酒を飲んだことによる血行促進などに一部が使われますが、余った分はエネルギー源になります。また、肝臓がアルコールの分解を優先し、糖や脂肪の代謝が後回しになるので、糖質ゼロのアルコールでも飲み過ぎれば肥満の原因になります。

糖質ゼロの蒸留酒は他に、焼酎、ウォッカなどがあります。こうした蒸留酒は、ロックや水割り、甘みのない炭酸水で割って飲む分にはアルコールのカロリーだけですみますが、甘いジュースやサイダー類などで割ったり、甘いカクテルにすると、とたんにカロリーが上がってしまうので気をつけて。

ここがポイント 糖質ゼロのお酒も、割るものによって高カロリーに

ソーセージ盛り合わせ

太らないのは、どっち!?

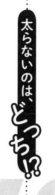

唐揚げ

VS

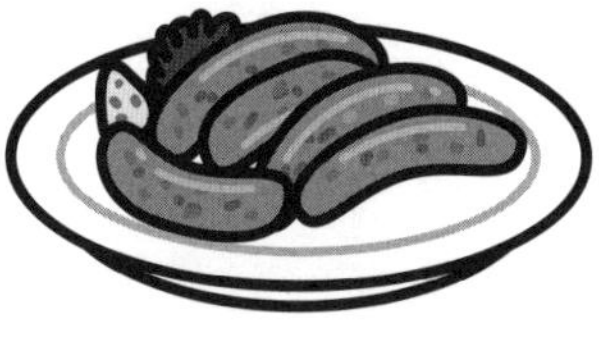

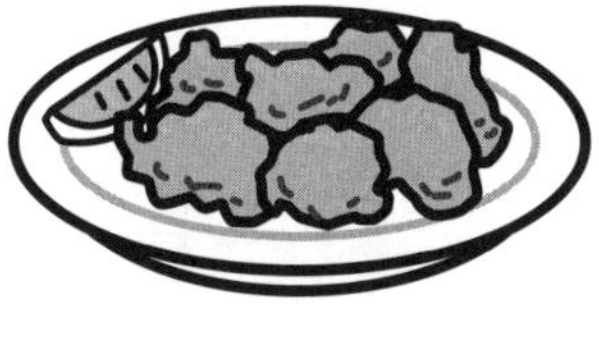

太らないのは……唐揚げ

どちらも冷えたビールやハイボールによく合う、居酒屋の人気メニューですが、どちらか迷ったら、選びたいのは鶏の唐揚げ。意外かもしれませんが、油で揚げてある鶏の唐揚げの方が、脂質が少なくソーセージに比べて低カロリーです。

ソーセージは、ジューシーさを増すために脂肪を混ぜて作られているので、非常に脂質が多く高カロリーです。また、ソーセージは保存性を高めるために、塩分が多く使われていることも問題です。食塩のとり過ぎは、高血圧だけでなく、胃がんの発生にも関係があるのではないかと考えられています。

どうしても、ソーセージのような食肉加工品を、ビールやワインのお供にしたいという方は、人気の生ハムはどうでしょう？　生ハムはソーセージに比べればたんぱく質が多く、脂質が少ないので、少量とる分にはおすすめです。メロンなどのフルーツと合わせれば、気になる塩分を排出するカリウムも一緒にとれるのでなお◯。

ここがポイント　ソーセージは揚げ物より脂質が多いものもあるので注意

太らないのは、どっち!?

豚キムチ

VS

海鮮チヂミ

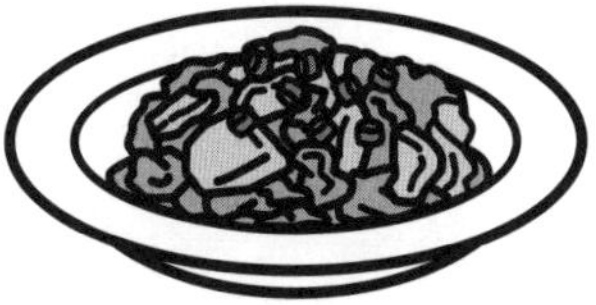

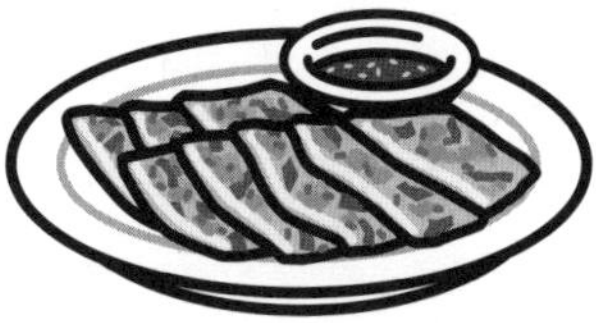

太らないのは……

海鮮チヂミ

イカやニラ、ネギなどを具に、卵と小麦粉の生地を混ぜて作る韓国版お好み焼きのチヂミ。小麦粉が使われており、たっぷりの油で焼いて作るので、糖質、脂質が多くて高カロリー。ただし、何人かでシェアして食べるのであれば、野菜や海鮮がとれるのでおすすめメニューです。

特にニラは、あの独特の香りを出す成分のアリシンに、糖質の代謝を助けるビタミンB_1の吸収を助け、疲労を回復させる効果がある、積極的にとりたい野菜です。

一方の豚キムチ。豚肉とキムチという組み合わせ自体は栄養価が高くおすすめなのですが、居酒屋の場合、脂の多いバラ肉が使われていることがあるので注意です。これをさらに油で炒めたものは、脂質が多く高カロリーになるので避けましょう。

キムチは乳酸菌をたっぷり含んだ発酵食品なので、腸内環境をよくするためにもとりたい食品です。しかし、火を通すと乳酸菌が死んでしまうので、そのまま食べて。

ここがポイント 料理を比べる場合は1回に食べる量を考慮して

枝豆

太らないのは、どっち!?

そら豆

VS

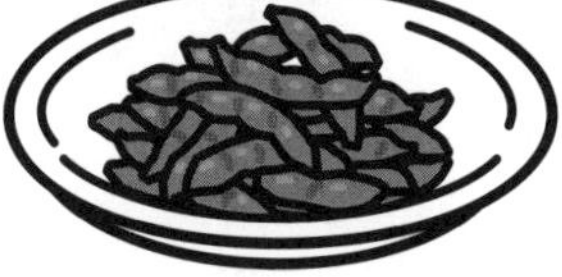

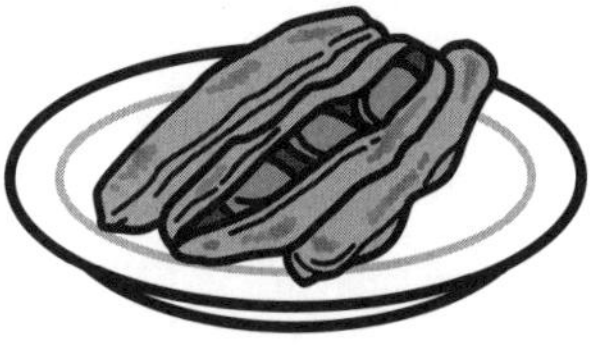

太らないのは……

枝豆

ほっくりと甘みのあるそら豆と、ヘルシー食材代表の枝豆、実はカロリーが低いのはそら豆の方です。枝豆はそら豆に比べ脂質が多いので、そら豆よりややカロリーが高くなります。これは、枝豆が大豆の未成熟豆で、大豆は大豆油の原料になることを考えれば納得でしょう。ただし、糖質の量が多いのはそら豆の方。また、ビタミン、ミネラルなどは総じて枝豆の方が多く、食物繊維も豊富なので選ぶなら枝豆です。

枝豆は、アルコールの分解を助けるメチオニンもそら豆より多く含むので、お酒のおつまみにも最適です。この他、肥満を予防する効果があるサポニンが含まれているのも嬉しいところ。

しかし、そら豆も、枝豆によく似た栄養価をもつおすすめの食品です。そら豆の旬は春から初夏にかけて。一方、枝豆の旬は夏なので、春にはそら豆を楽しみ、夏には枝豆をつまみにすることをおすすめします。

ここがポイント

枝豆もそら豆もアルコール分解をサポートするおすすめつまみ

ポテトサラダ

太らないのは、どっち!?

VS

マカロニサラダ

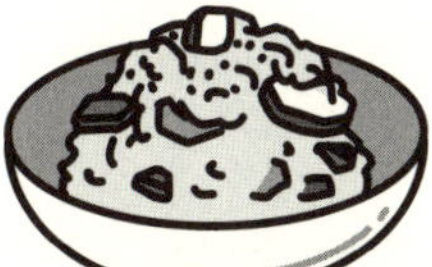

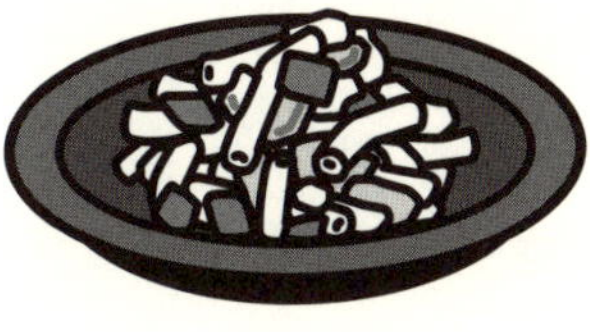

太らないのは……

ポテトサラダ

この2品の注意すべき点は「サラダ」という名前がついていますが、どちらもジャガイモとマカロニという糖質が多い食品が主役のため、期待するほど野菜がとれないということ。「野菜もオーダーしよう」というつもりで頼んでも、野菜に期待したいビタミンは少なく、糖質とマヨネーズの油が多いメニューです。

どちらかを選ぶのであれば、ポテトサラダ。小麦粉が原料のマカロニに比べ、ジャガイモの方がビタミンやミネラルが多いことが選択理由です。しかし、どちらにせよ量は控えたいメニュー。

こうしたサラダが食べたいときは、なるべく他の野菜が入った具だくさんのものを選んで、添えてあるレタスなども一緒に食べるようにしましょう。

居酒屋でサラダを頼む場合は、季節の野菜サラダや大根サラダなどが、おすすめです。ただし、油の多いドレッシングは控えめに。

ここがポイント サラダという名前に惑わされず、素材を見極めて

焼き鳥盛り合わせ5串

太らないのは、どっち!?

VS

手羽先5本

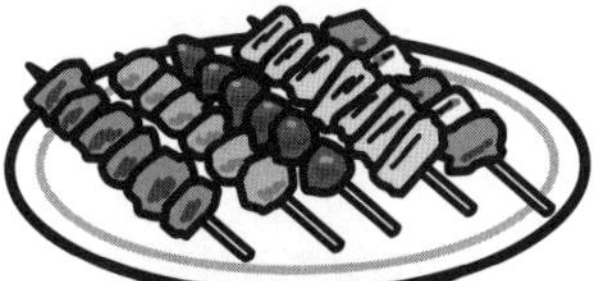

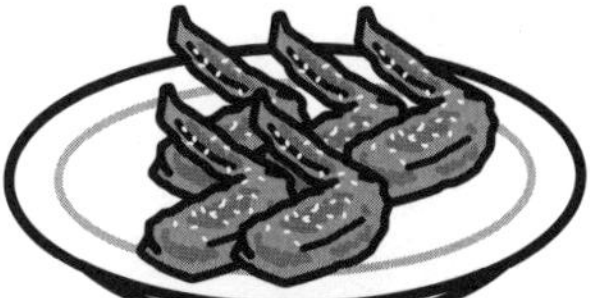

太らないのは……

焼き鳥盛り合わせ5串

どちらも同じ鶏を使った料理ですが、部位や調理法を考えると、選びたいのは焼き鳥です。焼き鳥は焼くことで脂肪分が落ち、いろいろな部位をとれるメリットもあるメニューです。特にレバーや砂肝といった内臓は鉄分がとれるので、女性にはおすすめ。ダイエット中はできれば避けたいひき肉も、鶏肉に限っては低カロリーなので、つくねも大丈夫。味つけは、砂糖が加わっているたれより、シンプルな塩を選びましょう。焼き鳥の皮は脂のかたまりなので「皮」というオーダーはしないこと。できるだけ皮の少ない部位を選ぶのがカロリーを抑えるコツです。

一方の手羽先は素材を揚げて、甘辛いたれにつけるので、カロリーが焼き鳥より高くなります。しかし、手羽先は鶏の唐揚げに比べればカロリー控えめ。食べる部分が少ない上、食べるのに時間がかかるので、少ない量で食べた気になれる点でも唐揚げよりおすすめです。

ここがポイント

居酒屋の定番「焼き鳥」は太りたくない人の強い味方！

太らないのは、どっち!?

揚げ出し豆腐

VS

厚焼き卵

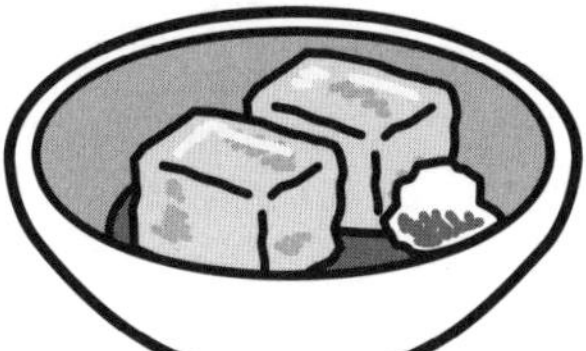

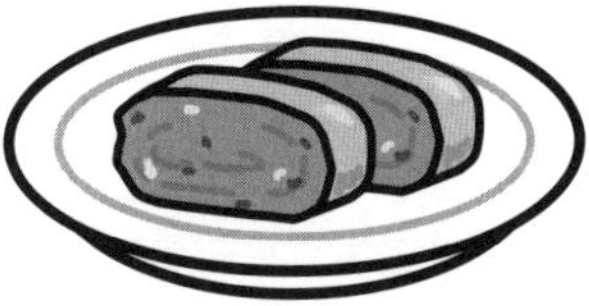

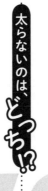

太らないのは……

揚げ出し豆腐

揚げ出し豆腐は揚げ物といっても、素材が豆腐なので低カロリー。豆腐に片栗粉をまぶして揚げたものですが、使われている片栗粉の量は少なめで、揚げ油もそれほど吸わないので、ダイエット中でも安心して食べられる一品です。

それに比べると、厚焼き卵の方がカロリー高め。卵はたんぱく質やビタミン、ミネラルがとれる栄養満点のおすすめ食材ですが、その分、豆腐より素材自体のカロリーも高いのです。厚焼きは卵が何個も使われているものも多く、砂糖や油も使われているので、何切れも食べないこと。また、関西風のだし巻きの方が、砂糖が入っていない分カロリーは控えめになります。

この対決では、カロリーや食べごたえを考えて、揚げ出し豆腐を選びましたが、厚焼き卵も、健康のためにとりたい栄養価が高い食品です。豆腐も卵も日々の食生活に積極的にとり入れましょう。

ここがポイント **ボリュームがある揚げ物が食べたくなったら、揚げ出し豆腐を**

太らないのは、どっち!?

ホウレン草とベーコンの炒め物

VS

コーン炒め

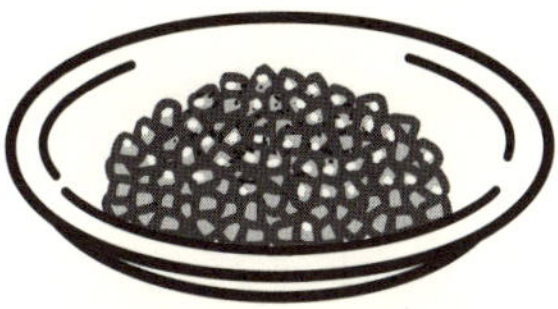

太・ら・な・い・のは……

ホウレン草とベーコンの炒め物

ホウレン草はカルシウムや、そのカルシウムが骨に定着するのを助けるビタミンK、食道がんの予防をするβ−カロテンなどを豊富に含むたいへん栄養価の高い野菜です。カロテンやビタミンKは油脂と一緒に調理すると、吸収率が高くなるので炒めて食べるのはおすすめの方法。ベーコンは脂が多くカロリーは気になりますが、日頃、野菜不足の人にはとって欲しいメニューです。

対するコーン炒めですが、トウモロコシは、コーンスターチの原料になることからもわかるように、糖質の多い食品です。食物繊維はとれますが、ビタミンやミネラルにはあまり期待できません。コーン炒めを食べて、野菜をとった気にならないこと。

居酒屋でのおすすめ野菜メニューは、ホウレン草や小松菜などの青菜を使ったものや、冷やしトマト、多種類の野菜が入ったサラダなど。野菜メニューが充実していることは材料の回転のよい、はやっている店の証拠でもあります。

ここがポイント

コーンを食べて野菜を食べた気にならないこと！

太らないのは、どっち!?

チーズ盛り合わせ

VS

軟骨の唐揚げ

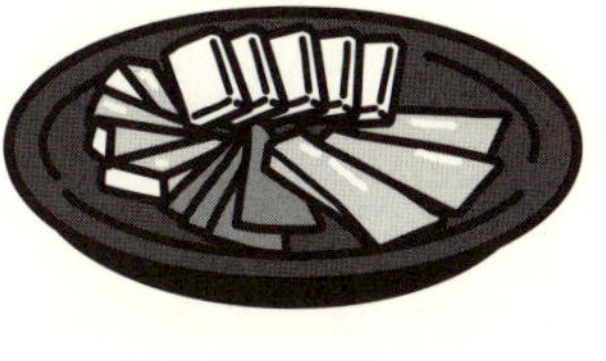

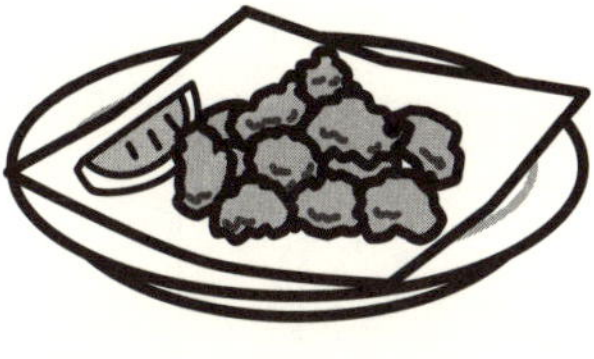

太《・》ら《・》な《・》い《・》のは……

軟骨の唐揚げ

コリコリと歯ごたえのよい軟骨の主成分は、たんぱく質。脂質や糖質をほとんど含まないので、カロリーが低く血糖値を上げない、ダイエットにはもってこいの食材です。このため油で揚げても、カロリーは他の揚げ物に比べて低く、鶏の唐揚げの半分ほど。揚げ物が食べたいときは、軟骨を選ぶとよいでしょう。

チーズは牛乳の成分を凝縮したものなので、カルシウムや脂肪の燃焼を助けるビタミンB_2が豊富。ただし、脂質が多いので、少し食べるならいいのですが、たくさん食べると脂肪のとり過ぎになってしまいます。

チーズは種類によってカロリーが変わります。カロリーが高いのはチェダー、パルメザンといったハード系。水分が少ない分、脂肪が多くなるためです。水分が多くてやわらかいカマンベールやモッツァレラは、ハード系に比べカロリーは低くなります。それでも脂質量は多いので、どちらにせよ数切れ楽しむ程度にとどめて。

ここがポイント 軟骨はダイエットに最適の低カロリー食品

太らないのは、どっち!?

お茶漬け

VS

焼きおにぎり2個

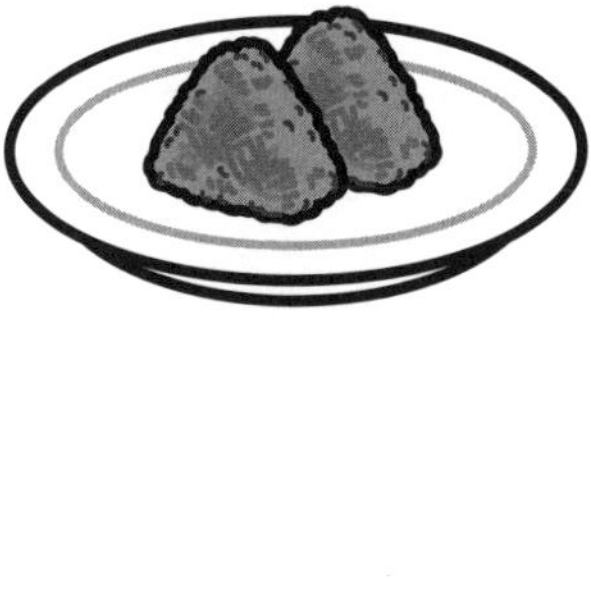

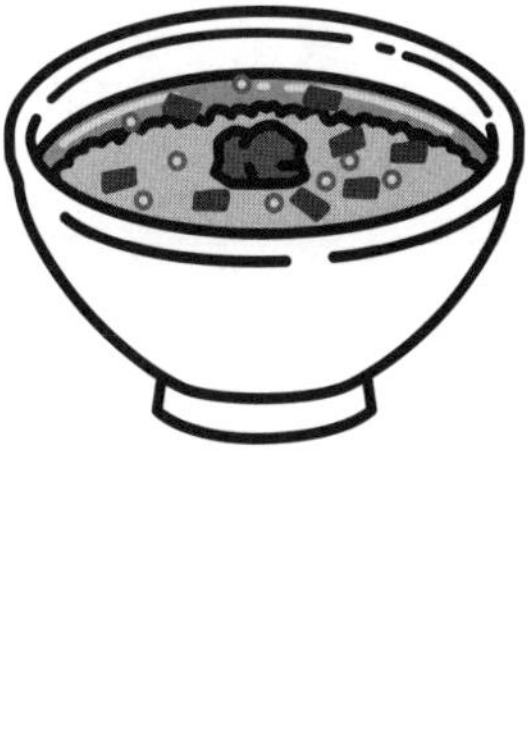

太らないのは……

お茶漬け

どちらもご飯のメニューで、具はそれほど入っていません。とすると、違いは単純にご飯の量です。おにぎりは握ってある分、隙間が減って小さく見えますが、1個でお茶碗1杯分くらいのご飯の量があります。焼きおにぎり2個を食べることで、茶碗2杯分のご飯をとってしまうことも。その点、お茶漬けのご飯の量は茶碗1杯程度ですし、お茶がある分お腹がふくれた気になれるメニューです。

しかし、いずれにしても、お酒の締めに主食をとるのは避けたいもの。すでにアルコールの糖質やカロリーをとっているので「飲んだら締めのご飯や麺は控える」というのが鉄則です。肝臓はアルコールの分解を優先するので、お酒を飲み過ぎると、血中に必要な糖が放出されず、満腹感を感じにくくなり、からだが糖分を求めます。お腹がいっぱいのはずなのに、締めにラーメンなどが食べたくなるのはこのせい。締めが欲しくなるのは飲み過ぎのサインと心得ましょう。

ここがポイント

お酒を飲んだら、締めのご飯は控えめに

3章

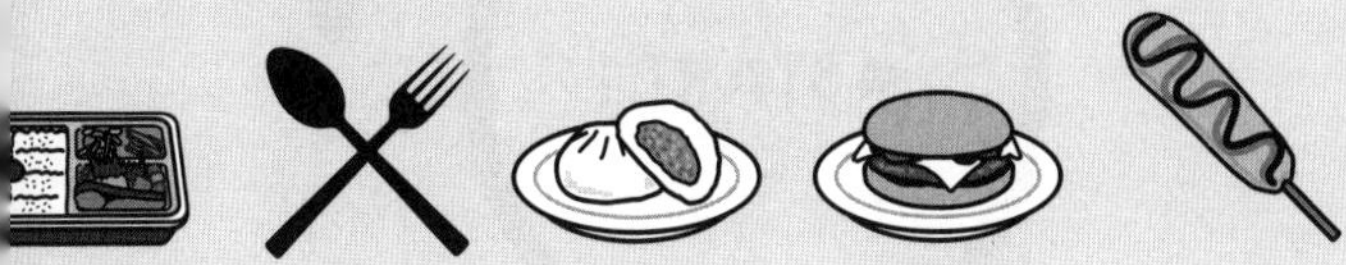

コンビニごはん
ファストフード

どっち!?

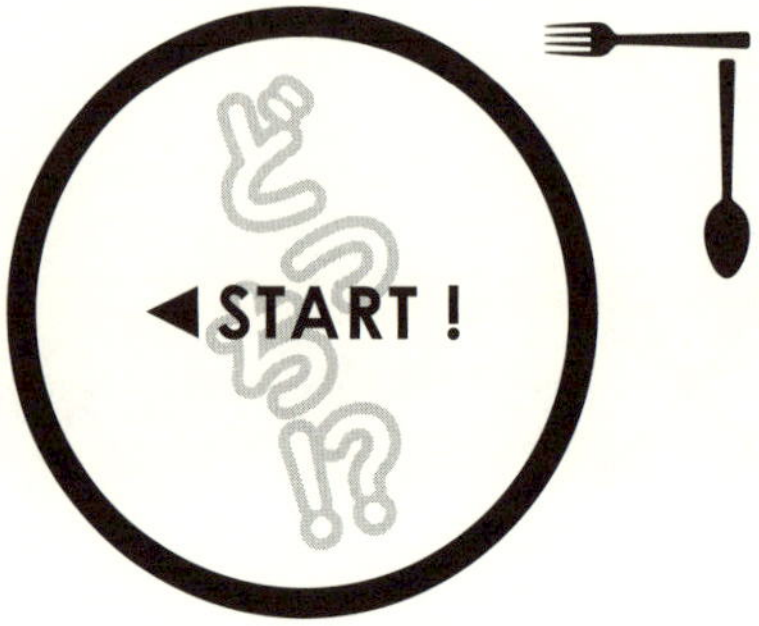

ジャンクフードが多いとわかっていても、つい立ち寄ってしまうコンビニやファストフード店。余計なものを買ってしまったり、セットで頼んだりしがちなので、ダイエット中の人や生活習慣病予防を心がける人にとっては、誘惑の多い場所。

特に、食事としてでなく、間食や夜食として「ちょっと」食べるには危険なものが多いので注意して。

太らないのは、どっち!?

あんまん

VS

肉まん

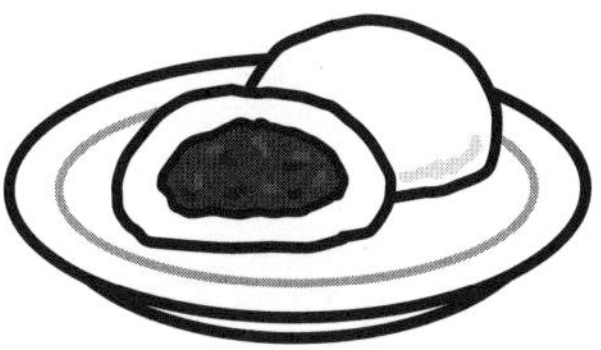

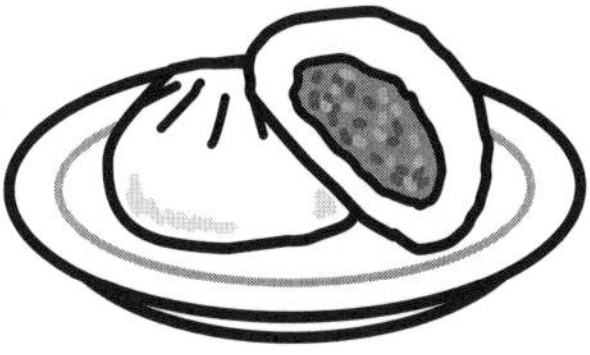

太らないのは……肉まん

コンビニのレジ横で見かけるとつい心をそそられるのが、あんまんや肉まん。蒸してあるのでカロリーが低そうに見えますが、生地にラードが練り込まれているため1個あたり200〜300kcalある、おやつとしてはカロリーが高い食品です。

どちらかを選ぶのであれば肉まん。あんまんに比べてカロリーがやや低く、中身のひき肉からたんぱく質をとることができます。あんまんは、あんの砂糖とまんじゅうの生地が両方とも糖質なので、糖質量が多く、血糖値を上げやすい食品です。ピザまん、カレーまん、チーズまんといったおかずの入った中華まんじゅうも、糖質量が少ない点であんまんよりおすすめです。

中華まんじゅうを食べたいときは、おやつとしてではなく、パンやご飯の代わりの主食として食べるとよいでしょう。中華まんじゅうを買うついでに、野菜やたんぱく質のおかずも買い、足りない栄養を補うよう心がけます。

ここがポイント **皮も具も糖質のあんまんより、たんぱく質がとれる肉まんを**

太らないのは、どっち!?

アメリカンドッグ

VS

フランクフルト

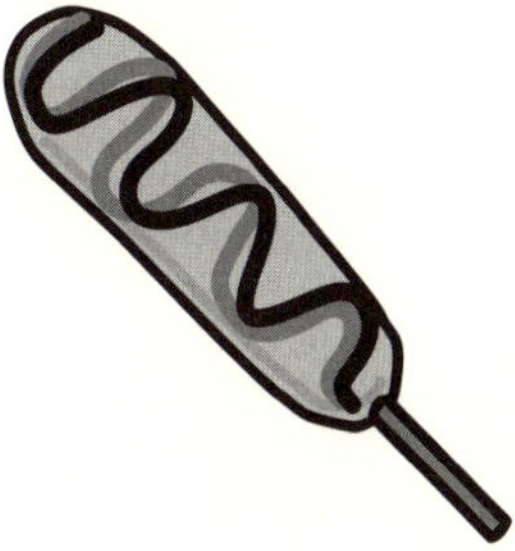

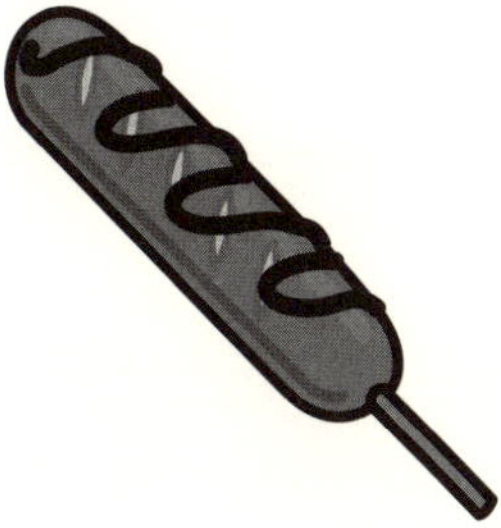

太らないのは……

フランクフルト

アメリカンドッグはソーセージに衣をつけて揚げたもの。フランクフルトは直径の大きいソーセージをそのまま焼いたもの。同じくらいのソーセージの大きさの場合は、当然アメリカンドッグが高カロリーになります。

ただしどちらも肉に比べ、たんぱく質が少なく脂質や塩分が多いので、控えたい食品です。ソーセージやベーコンなどの食肉加工品を多くとると、心筋梗塞や脳梗塞のリスクも高くなります。また、世界がん研究基金が発表している、がんを予防するための十か条には「食肉加工品はなるべくとらないように」と、書かれています。

ソーセージは朝食などに便利に使えるので毎日食べている人も多いのですが、ダイエットのためだけではなく、健康のためにも食べる回数を減らすように習慣づけましょう。コンビニなどで、何か温かいものを食べたくなったら、ソーセージや揚げ物ではなく、おでんを選びましょう。

ここがポイント コンビニのホットメニューであれば、迷わずおでんを！

太らないのは、どっち!?

コロッケパン

VS

焼きそばパン

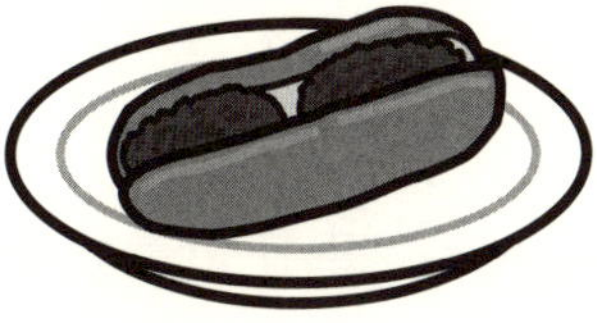

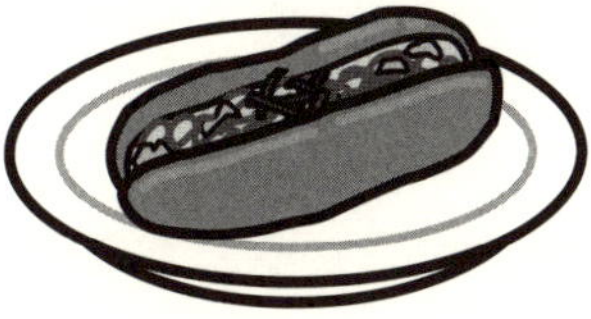

太らないのは……コロッケパン

お惣菜パンの中でも、この両者は具の部分にも糖質が多く含まれる「糖質の重ね食い」食品なので、カロリーが高く血糖値も上げやすいメニューです。

ダイエットや健康を考えるならどちらも避けたいところですが、どうしても食べたいときに選ぶならコロッケパンでしょう。

焼きそばパンに使われている焼きそばは、具が少なく、ほとんど麺なので、焼きそばパンからは糖質と脂質しかとれませんが、コロッケに使われているジャガイモには、カリウムやビタミンCが含まれるので、こちらの方がやや栄養価の面で勝ります。

しかし、どちらも３００kcalを超える高カロリーなパンです。これをおやつに食べると、体重60kgの人の場合、消費するには、ウォーキングなら1時間半、ジョギングで45分かかります。デスクワーク中心の社会人であれば、部活をしていた学生時代とは必要なカロリーが１０００kcalぐらい違うことを自覚しましょう。

ここがポイント

お惣菜パンで迷ったら、具だくさんのものを

太らないのは、どっち!?

食パン

VS

ロールパン

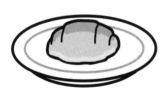

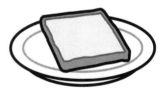

太らないのは……

ロールパン

100gあたりのカロリーは、バターの使用量が多いロールパンの方が高くなります。しかし、ロールパン1個と食パン1枚（6枚切り）で比べると、ロールパンは重さが軽いため、カロリーが低くなります。また、ロールパンは何もつけずにそのまま食べられるのもいいところ。一方、食パンにはバターやジャムをつけることが多いので、それがカロリーを上げることになってしまいます。

パンは小麦粉を主成分とした血糖値を上げやすい食品です。すぐ食べられるので便利ですが、パンだけ食べるというのは避けましょう。野菜や卵、チーズなどと一緒に食べると血糖値が上がりにくく、糖質以外の栄養もとることができます。

また、同じパンでも、白く精製されたパンより、小麦の表皮や胚芽の部分もそのまま挽いた全粒粉のパンや、ライ麦パンの方が血糖値の上昇がゆるやかです。糖質の代謝に関わるビタミンB_1もとれるので、白パンより黒パンを選ぶのがおすすめ。

ここがポイント パン単品で食べず、卵や野菜をプラスして

太らないのは、どっち!?

卵サンドイッチ

VS

ポテトサラダサンドイッチ

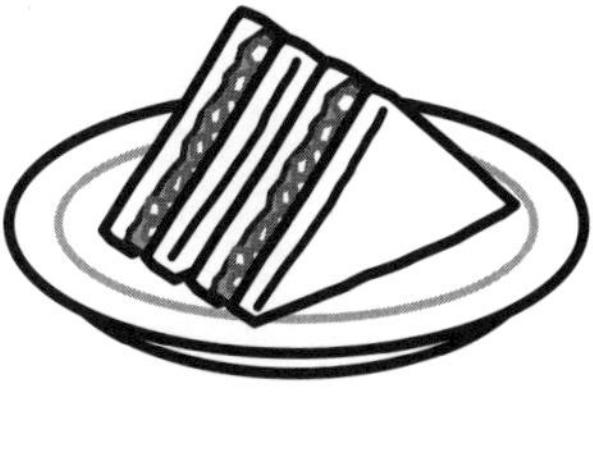

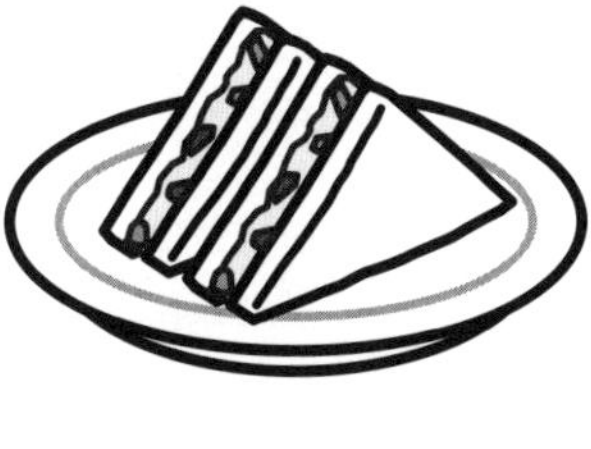

太らないのは……

卵サンドイッチ

コンビニのサンドイッチで避けたいもののひとつが、ポテトサラダサンドです。ジャガイモとマヨネーズを合わせたポテトサラダとパンの組み合わせは、糖質と脂質ばかりで、からだに必要な栄養がとれません。

それに比べて卵サンドは、卵の栄養がとれるのでおすすめです。

卵は、からだで作れない必須アミノ酸全種類をバランスよく含み、不足しがちなカルシウムや鉄も豊富に含みます。また、脂肪の代謝を助けるビタミンB_2も豚肉より多く、脳の働きや細胞を健全に保つ効果もある、1日にひとつは食べたい食品です。同じ卵サンドでも、たっぷりのマヨネーズで和えたものより、目玉焼きを使ったものや、輪切りのゆで卵と野菜が入ったものだとさらにおすすめです。

サンドイッチを選ぶときは、たんぱく質や野菜の具が多く入ったものを選びましょう。ただし、油で揚げたかつやベーコン入りのものは避けて。

ここがポイント **サンドイッチを選ぶなら、具を多く使ったものを**

太らないのは、どっち!?

メロンパン

VS

カレーパン

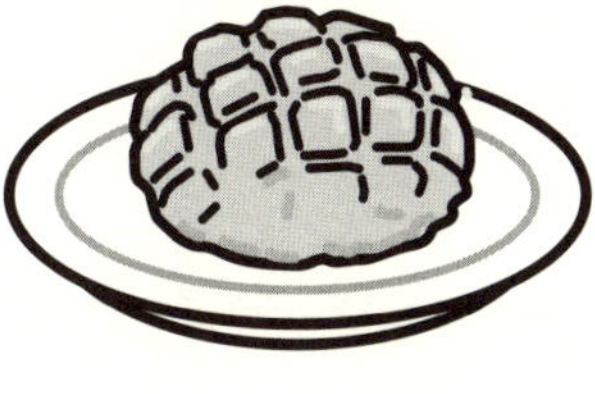

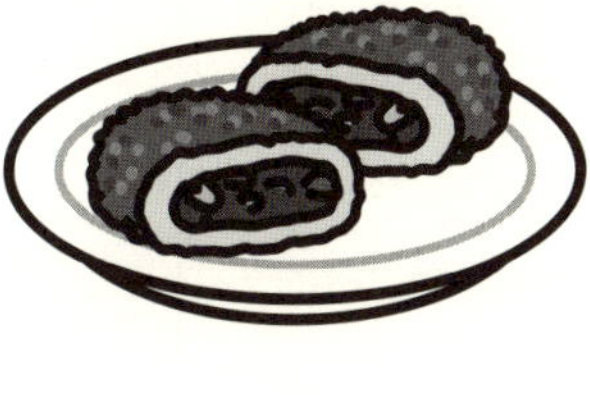

太らないのは……

カレーパン

メロンパンは血糖値を急激に上昇させる代表的な食品として、糖尿病患者さんの間では禁忌とされているパンです。これはメロンパンの糖質が非常に多いため。メロンパンの表面がカリカリと甘いのは、砂糖をたっぷり使ったクッキー生地が被せてあるためです。ですから、メロンパンを食べるのは、甘いパンとクッキーを一緒に食べているのと同じこと。

一方のカレーパンですが、カレーをパンで包んでさらに油で揚げたものなので当然高カロリーです。しかし、中に空洞部分が多いため、糖質量は他の菓子パンに比べて少なく、メロンパンの半分ほど。このため、カレーパンは菓子パンに比べ、血糖値の上昇はゆるやかです。ただし、もちろん脂質は多いので、前後の食事で油を控えて。

一般的に惣菜パンの方が菓子パンより糖質量が少なく、具からの栄養も期待できるので、なるべく惣菜パンを選びましょう。

ここがポイント

菓子パンよりも惣菜パンを選ぼう

太らないのは、どっち!?

ツナマヨおにぎり

VS

ツナサンドイッチ

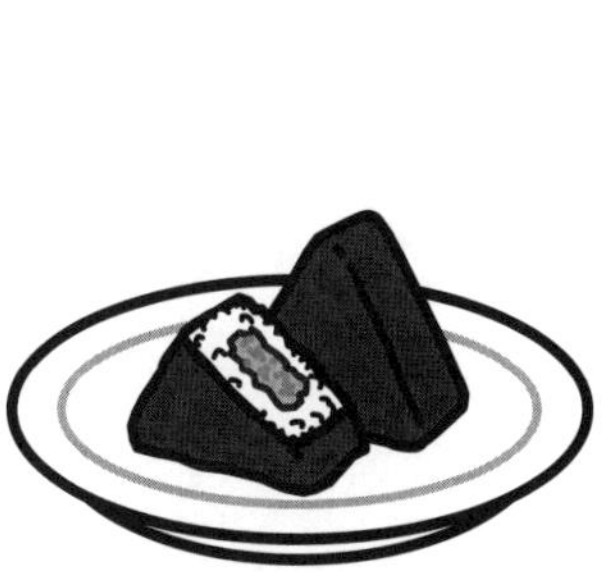

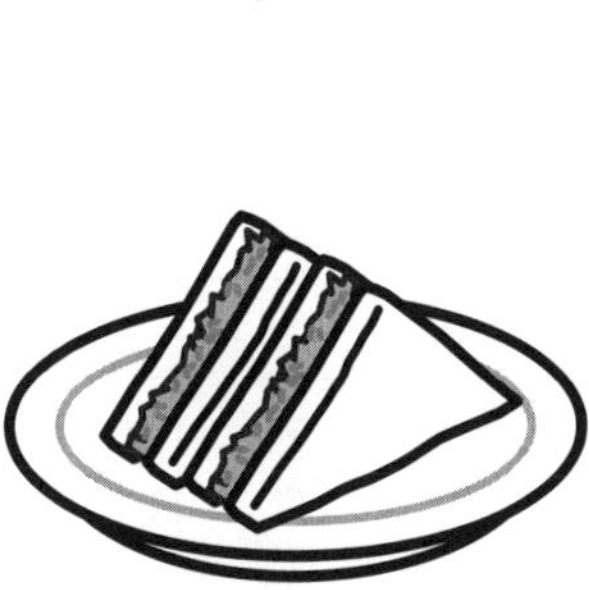

太らないのは……

ツナサンドイッチ

ツナにマヨネーズをたっぷり加えたツナマヨは、おにぎりでもサンドイッチでも人気の具。ツナサンド1パックと、ツナマヨおにぎり1個は、カロリーに大差はありませんが、サンドイッチの方が脂質が多く、おにぎりの方が糖質が多いという違いがあります。この場合、血糖値の上昇が大きいのは糖質が多いおにぎりの方なので、どちらかを選ぶならサンドイッチがおすすめです。ただし、原材料表示の炭水化物量が同じくらいの場合は、パンの方が血糖値の上昇が急なので、ご飯を選びましょう。

ところで、ツナマヨに使われているツナですが、たんぱく質や、DHAが豊富に含まれているおすすめ食品です。アルコール代謝を助けるビタミンも多く含みます。

ツナ缶は缶を開ければすぐ食べられるのも魅力。こうした栄養豊富で包丁いらずの食材を常備しておくのも、健康的な食生活を送る助けになります。ただし、油漬けのものは脂質が多いので、ライトタイプや水煮を選んで。

ここがポイント 具が同じ場合は、食品表示の炭水化物量に注目！

太らないのは、どっち!?

赤飯おにぎり

VS

チャーハンおにぎり

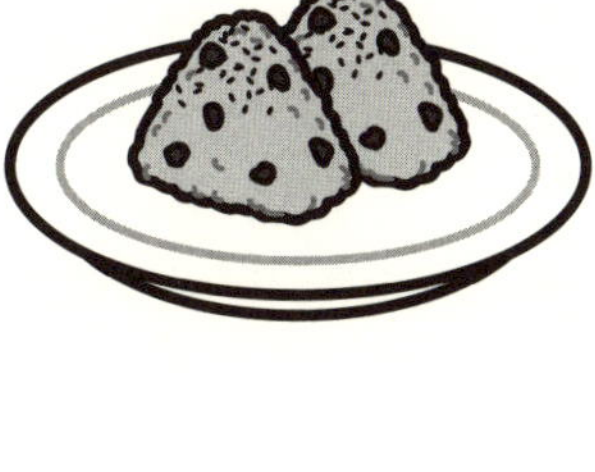

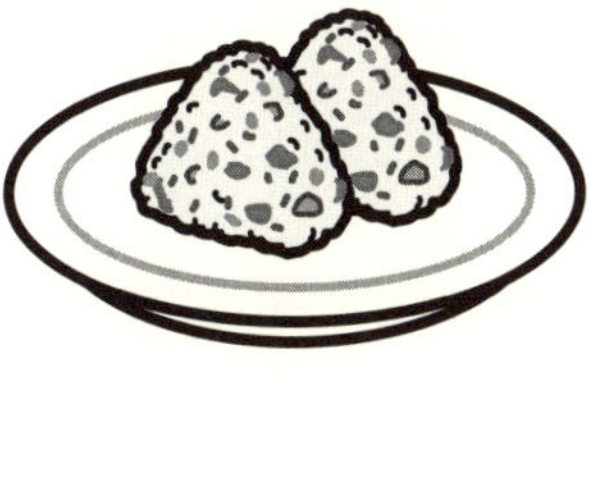

太らないのは……

赤飯おにぎり

赤飯には、小豆の栄養価がプラスされるので、白米よりミネラルや食物繊維が多く含まれます。

ただ、赤飯に使われているもち米の栄養価は私たちが普段食べているうるち米とほとんど変わりません。しかし、でんぷんの構成が異なるため、もち米の方がもちもちとした食感になります。気をつけたいのは、もち米に含まれているでんぷんの方が、消化吸収が早いため、血糖値を上昇させやすい特徴があることです。

赤飯やおこわは、おにぎりやお弁当のご飯としても人気ですが、普通のご飯より血糖値を上げやすいので、食べる回数が多くならないように気をつけましょう。

一方、チャーハンおにぎりは、油で炒めている分、高カロリー。赤飯おにぎりとチャーハンおにぎりなら、赤飯おにぎりを選びましょう。

ここがポイント

もち米は白米より血糖値を上げやすい

のり弁当

太らないのは、どっち!?

幕の内弁当

VS

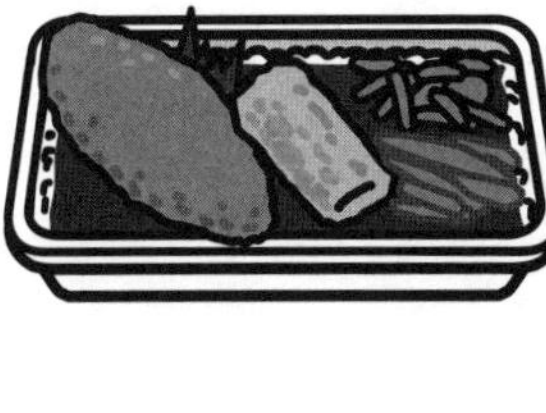

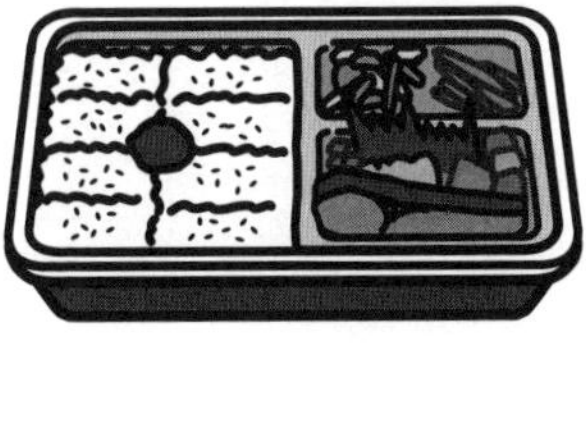

太・ら・な・い・のは……

幕の内弁当

海苔とちくわの天ぷらがのったのり弁は、カロリーは幕の内より低いのですが、具が少ない分、脂質と糖質に偏ってしまい、たんぱく質やビタミン、ミネラルなど、からだが必要とする栄養がとれないのでおすすめできません。

体脂肪を効率よく、からだに負担なく燃やすためにはビタミン、ミネラルの摂取が必要です。また、栄養素というのはどれかが単体で働くものではなく、それぞれが複雑に関わり合ってチームプレイをするものなので、ダイエット中は特に、カロリーを減らすだけでなく、できるだけ栄養価の高い食品を食べるように心がけたいものです。

そうした観点からお弁当を選ぶと、幕の内弁当はいろいろなおかずから幅広く栄養をとることができるのでおすすめ。同じ幕の内弁当でも、揚げ物やハンバーグなどがメインに入っているものより、焼き魚が主菜のものを選びましょう。

また、お弁当のご飯は盛りが多いので、少し残すよう心がけて。

ここがポイント

お弁当を選ぶときはおかずの品数が多いものを

太らないのは、どっち!?

ハンバーグ弁当

VS

唐揚げ弁当

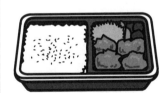

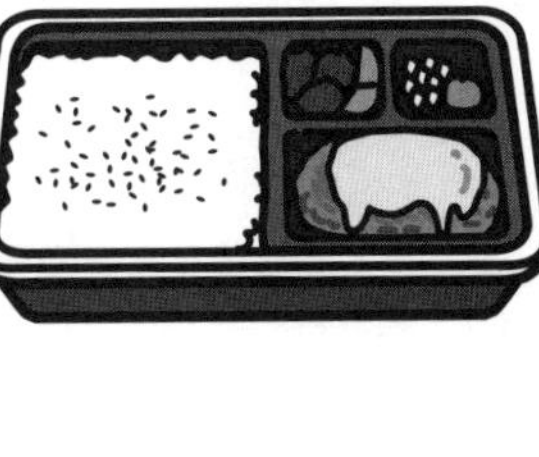

太・ら・な・いのは……

唐揚げ弁当

どちらも脂質の多い高カロリーのお弁当です。こういう場合は、つけ合わせにも注目します。ハンバーグ弁当にはポテトやスパゲッティ、コーン炒めなど、糖質や脂質が多いつけ合わせがついている場合も多く、さらにカロリーアップしがちです。

一方、唐揚げ弁当は、キャベツの千切りがつけ合わせのことが多い点がよいところ。また、ハンバーグにはとろみのある濃厚なソースがかかっている場合がありますが、唐揚げの場合、ソースはないのでこの点も安心です。

こうした点を踏まえて選ぶなら、鶏の唐揚げ弁当です。ただし、鶏の唐揚げも高カロリーなのでご飯は全部食べずに残すこと。

また、ハンバーグ風のものを食べたいときは、鶏ひき肉や、おから、豆腐を使ったハンバーグがおすすめです。こちらは合いびき肉を使ったハンバーグに比べ、脂肪が少なくぐっとヘルシー。ダイエット中でも安心して食べられるおかずです。

ここがポイント

弁当は、メインだけでなくつけ合わせのカロリーにも注意

ミックスナッツ

太らないのは、どっち!?

柿ピー

VS

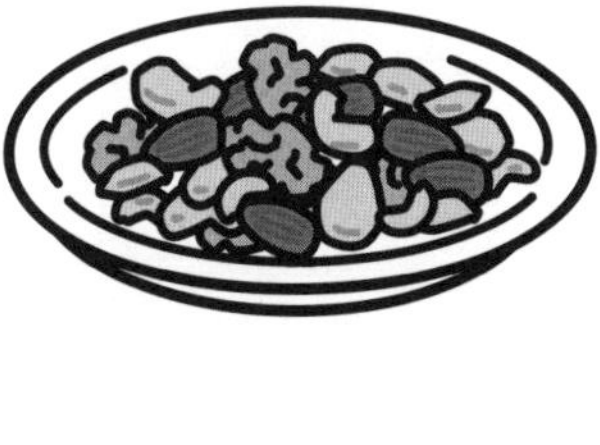

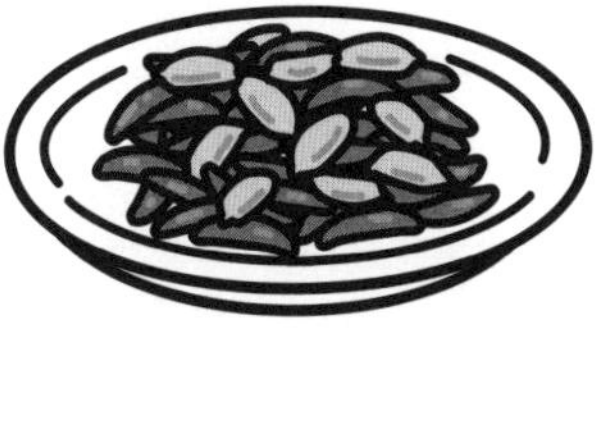

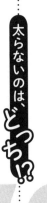

太・ら・な・い・のは……

ミックスナッツ

ナッツは脂質が多くカロリーの高い食品ですが、それを上回る優れた栄養価をもっています。アーモンド、クルミ、カシューナッツ、マカダミアナッツなどを合わせたミックスナッツは、ダイエットや健康的な生活のためにぜひとり入れたい食品です。

アーモンドには若返りのビタミンといわれるビタミンEがずば抜けて豊富。クルミには心筋梗塞や脳梗塞を予防する油脂が多く含まれています。ナッツは総じてビタミン、ミネラル、食物繊維が豊富で、血中のコレステロールや中性脂肪を下げる働きがあります。また、ナッツ類を多く食べる習慣のある人の方が、心筋梗塞や糖尿病のリスクが低く、総死亡率も低下するという研究結果もあります。

ただし、カロリーが高いので、食べ過ぎには注意。塩気の強いものは控えて。

一方の柿ピーですが、おかきは米が主体なので糖質が多く、血糖値を上昇させやすい食品。ピーナッツを多めに食べる方がおすすめです。

ここがポイント

ナッツは健康とダイエットの強い味方

太らないのは、どっち!?

ビーフジャーキー

VS

ミニサラミ

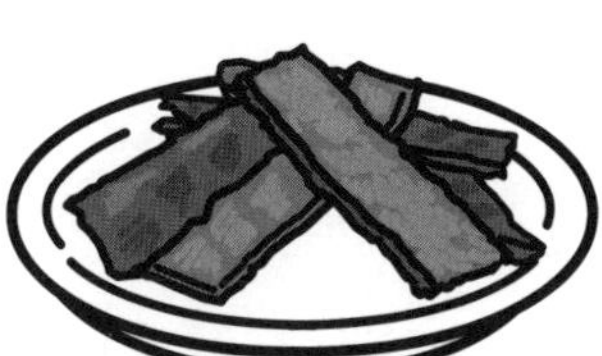

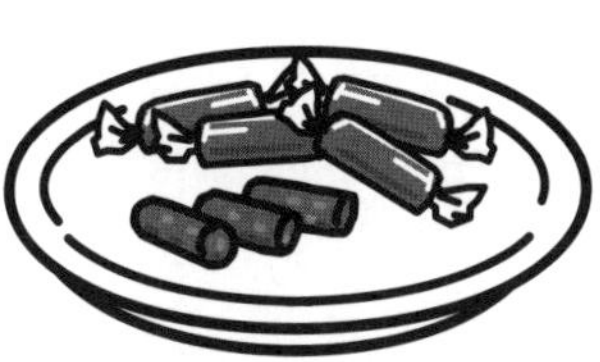

太らないのは……ビーフジャーキー

お酒のおつまみで〝乾きもの〟として登場しやすいのが、肉系のこの2品。ビーフジャーキーは、主に牛のもも肉を干したものです。一方のミニサラミは、脂肪の多いソーセージを乾燥させたもの。ビーフジャーキーに比べずっと脂質が多く、高カロリーです。

脂肪と塩のうま味につられてついつい食べてしまうと、脂質と塩分のとり過ぎになるので要注意。同じ干し肉で、お酒のおつまみを選ぶなら、ささみのくんせいがおすすめです。こちらは低脂肪で高たんぱく、カロリーも低いので、ダイエット中でも安心して食べられます。

コンビニなどでおつまみを買うときは、おつまみコーナーの乾きものばかりに目をやるのではなく、お惣菜も選択肢に入れて選びましょう。野菜のおかずや、ちくわ、かまぼこ、枝豆、冷奴などはヘルシーでおすすめです。

ここがポイント 小さくても脂肪豊富なミニサラミには要注意

太らないのは、どっち!?

温泉卵

VS

固ゆで卵

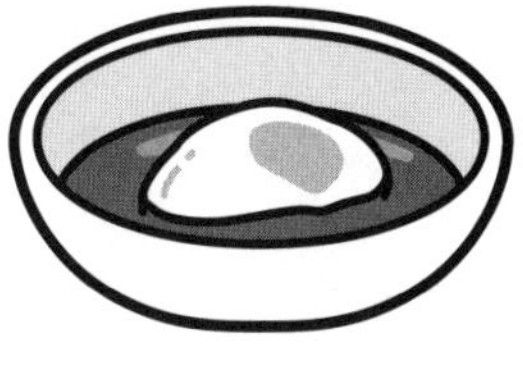

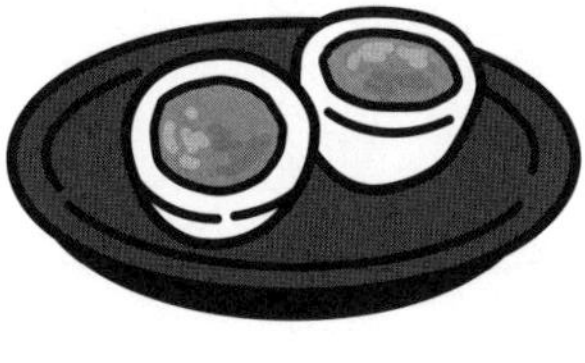

太らないのは……

固ゆで卵

温泉卵と固ゆで卵は同じ卵なので、カロリーは当然変わりません。しかし、食品というのは調理法によって消化時間が異なるため、腹持ちは変わってきます。

人気の温泉卵や半熟卵はトロリとしたところが口当たりがよく美味ですが、消化が早く1時間半ほどで消化されます。ところが、固ゆで卵にすると、消化に2時間半ほどかかるので、同じ素材でも腹持ちがよくなります。さらに、油を使って調理した目玉焼きや卵焼きの消化時間はより長く、3時間ほどになります。

少量の油をうまく使ったものを食べれば、腹持ち時間を長くすることができ、空腹による食べ過ぎを防止してくれます。

逆に、夜遅くに食事をする場合は、消化のよいものを選び、なるべく消化が睡眠の妨げにならないようにします。油を使った料理は避け、温泉卵や豆腐、蒸した白身魚などを食べるのがおすすめです。

ここがポイント **消化時間は腹持ちに影響。油を使うと腹持ちがよくなる**

太らないのは、どっち!?

ハンバーガー

VS

チーズバーガー

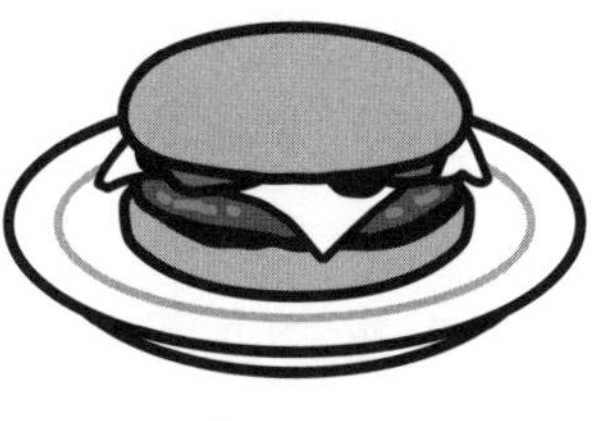

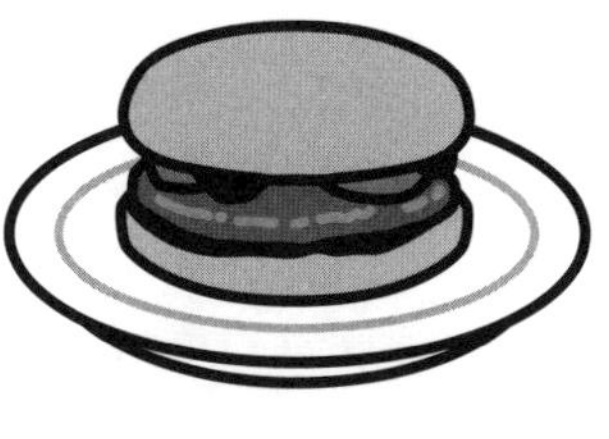

太らないのは……

チーズバーガー

どちらもファストフードの定番メニューですが、選ぶならカロリーは高くなりますがチーズバーガーです。チーズには日本人に不足しているカルシウムの他、神経を正常に働かせ、睡眠のリズムを整えるビタミンが豊富に含まれているので、どうせ食べるなら栄養のとれるチーズバーガーを選びましょう。

ファストフードで気をつけたいのは、メインとなるハンバーガーの種類もありますが、セットで注文しがちなこと。セットにはフライドポテトがつくことが多いので、気軽にポテトを食べカロリーオーバーになってしまう可能性が大。しかし、実際はセットの方がお得だったりするので、単品で頼むのはなかなか難しいでしょう。

ファストフード店にはできるだけ足を向けないのが、一番の食べ過ぎ予防策になります。もしセットを食べてしまったら、なるべくそのあとは歩く時間を増やすなど、からだを動かすように心がけましょう。

ここがポイント チーズには睡眠のリズムを整えるビタミンが豊富

太らないのは、どっち!?

フィッシュバーガー

VS

てりやきバーガー

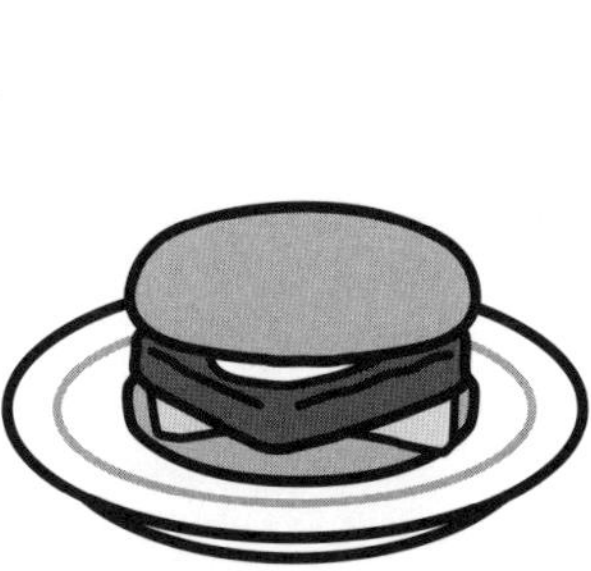

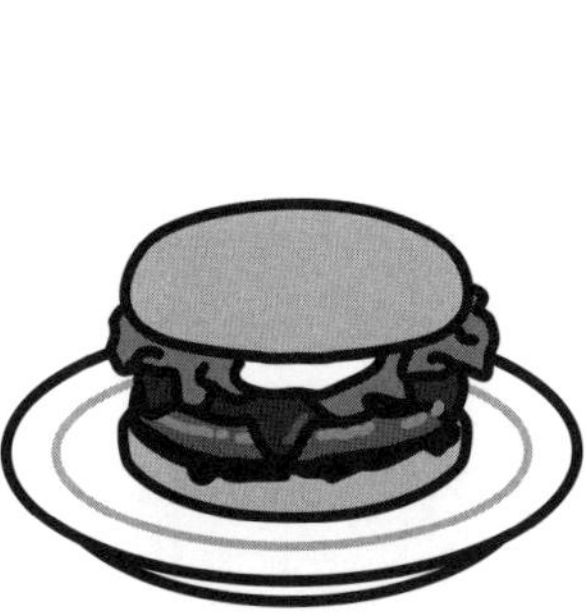

太らないのは……

フィッシュバーガー

甘辛味のてりやきは、もはや日本だけでなく世界でも大人気の味つけ。ただし、たれに砂糖が入っている分、素材をそのまま焼いたものよりカロリーはアップします。また、てりやきバーガーにはビーフパテではなく、脂肪の多いポークパテが使われていることもあり、普通のハンバーガーよりカロリーも高くなりがちです。

対するフィッシュバーガーは油で揚げてありますが、素材が白身魚のためポークパテに比べるとこちらの方が、脂質が少なくカロリーも低くなります。

しかし、どちらにしても脂質や糖質が多い割にはビタミン、ミネラルは少なく、頻繁に食べることはすすめられないメニュー。時間がなくて、パッと食事がしたいときは、ハンバーガーショップよりコーヒーショップで、コーヒーと具だくさんのサンドイッチを選ぶのが栄養的にはおすすめです。また、コーヒーショップには「ポテトつきのセットメニュー」という恐ろしい誘惑もないので、安心です。

ここがポイント

バーガー類より具だくさんのサンドイッチを選ぼう

太らないのは、どっち!?

チキンナゲット

VS

フライドポテト（S）

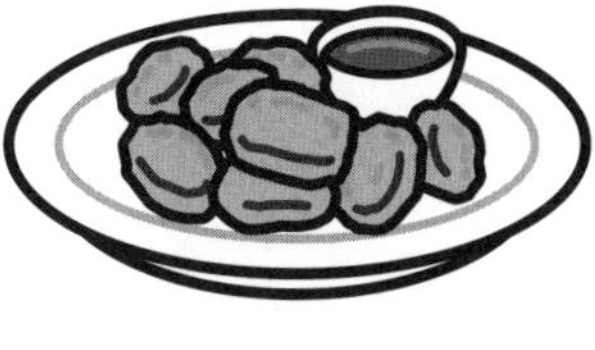

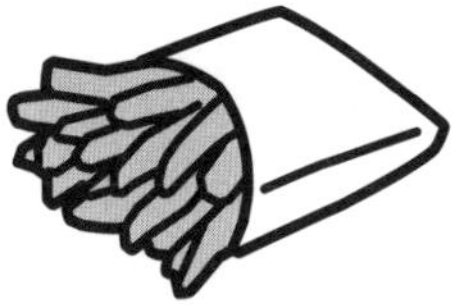

チキンナゲット

この2つの比較であれば、たんぱく質が多く、糖質が少ないチキンナゲットを選びましょう。しかし、チキンナゲットも鶏肉を皮や脂肪ごと加工し、油で揚げているので、脂質が高く、ハンバーガーのサイドメニューにするのはすすめられません。

また、こうしたファストフード店での揚げ物には、揚げ油に心臓病のリスクを高めるトランス脂肪酸を含むショートニングが使われている場合があるので注意が必要です。今のところ日本では規制がありませんが、海外では、トランス脂肪酸を生じにくいキャノーラ油に揚げ油を変更する動きが見られています。

ファストフードで、こうしたサイドメニューを気軽にオーダーするのが習慣になっていたら、ここでちょっと改めましょう。時間がないときにファストフードで慌てて食事をするより、ミックスナッツやチーズを持ち歩き、空腹をなだめて、あとで栄養価の高い食事をした方がずっとヘルシーです。

ここがポイント ファストフード店ではサイドメニューにも気をつける！

4章

お菓子・デザート

どっち!?

どっち!?

◀START！

健康やダイエットのためにはデザートやお菓子とのつき合い方は重要です。もちろん、とり過ぎはよくありませんが、まったく禁止ではつらいもの。賢く選べるようになりましょう。

意外な見極めポイントは、口当たりがいいかどうか。トロッとしていたり、サクサクッと食べられるものが意外に高カロリーという場合があるので気をつけて。

太らないのは、どっち!?

シェイク

VS

ソフトクリーム

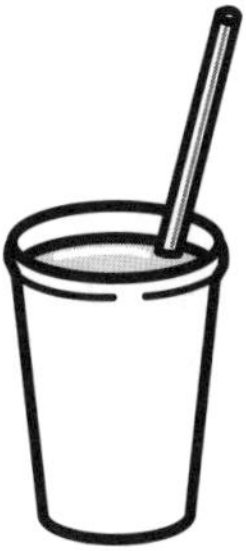

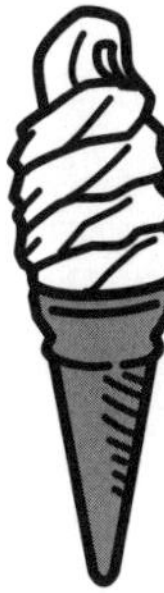

太らないのは……

ソフトクリーム

シェイクは牛乳にアイスクリームや砂糖などを混ぜて作られており、アイスクリームの割合が多くなるほど重い口当たりになります。一方、ソフトクリームの材料はアイスクリームと変わりませんが、空気を含ませているのでふんわりとしたやわらかい口どけになります。

同じ重さで比べると、アイスクリームの含有量が多い分、ソフトクリームの方が高カロリーですが、シェイク1杯、ソフトクリーム1個で比べると、ソフトクリームの方が量が少ないのでコーンを入れても、シェイクよりカロリーは低めになります。

ところで、安価なソフトクリームやシェイクの中には、牛乳成分が少なく、植物油が使われているものが多くあります。牛乳を食べているつもりが油を食べている場合もあるのです。どうせ食べるなら、少し値段が張っても本物の乳製品を選び、たまの楽しみとしましょう。

ここがポイント シェイクは高カロリー。食事のお供に選ばないこと

太らないのは、どっち!?

バニラアイス

VS

プリン

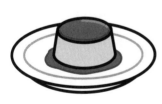

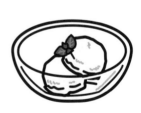

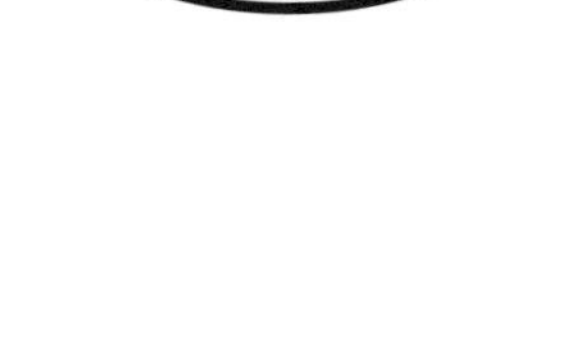

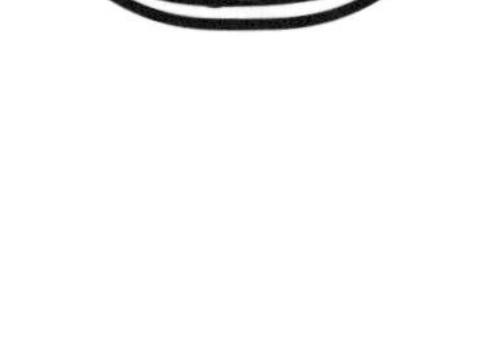

太らないのは……プリン

プリンは卵と牛乳と砂糖だけで作る、栄養価の高いお菓子。バターや生クリームを使わないので、脂肪分が少なくダイエット中にもおすすめです。ただし最近はやりの食感がなめらかで濃厚なプリンは、牛乳の代わりに生クリームを使ったものもあるので高カロリー。選ぶなら昔ながらの牛乳と卵でできたものを選びましょう。

バニラアイスは、プリンより乳脂肪分も糖度も高いため、プリンよりカロリーが高くなります。人は冷たいと甘味を感じにくくなるため、甘さを感じさせるために、アイスクリームの方が砂糖が多く入っています。

アイスクリームのなめらかさ、濃厚さは乳脂肪からもたらされるものです。

乳脂肪が多いものほど濃厚で、乳脂肪が少ないものは、あっさりした口当たりになります。アイスクリームも乳脂肪の代わりに植物油が使われているものが多くあるので、原材料をよく見て買うことをおすすめします。

ここがポイント 昔ながらの牛乳と卵でできたプリンはおすすめデザート

太らないのは、どっち!?

シュークリーム

VS

エクレア

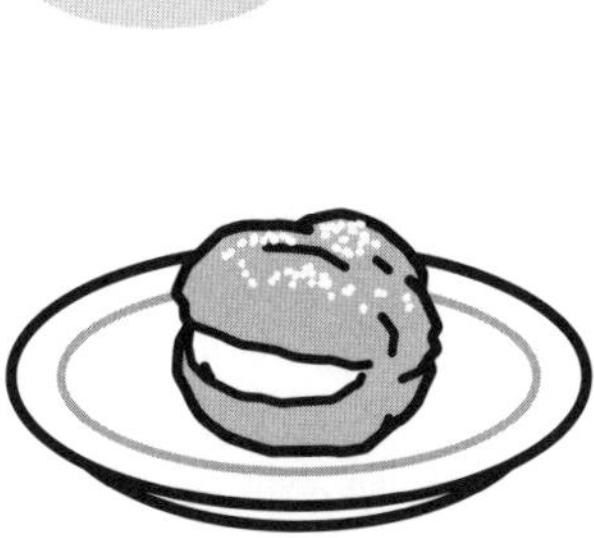

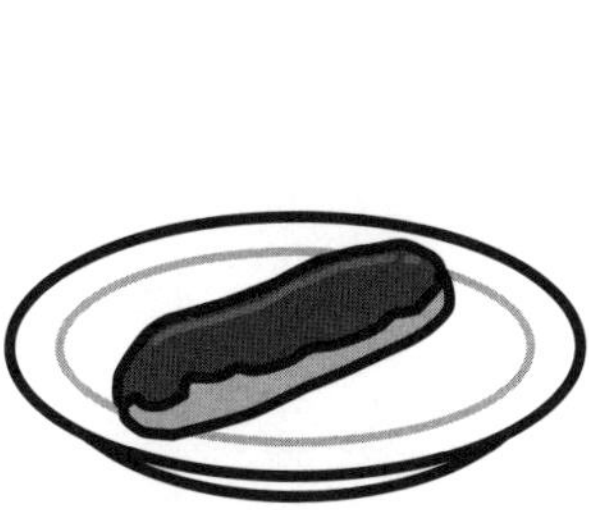

太らないのは……シュークリーム

シュークリームとエクレアは、どちらも同じシュー生地が使われているため、大きさや、上にかかったアイシング、中のクリームでカロリーが変わります。

同じ大きさの場合、エクレアの方が生地の上にチョコレートや砂糖でできたアイシングがかかっていたり、クリームにチョコレートなどが使われている分、カロリーは高くなります。

シュー生地は少しの量で大きく膨らむため、シュークリームは普通のケーキに比べ小麦粉やバターの量が少なく、ケーキの中では低カロリー。中身も、カスタードクリームは牛乳と卵、小麦粉、砂糖が原料で、生クリームと比べると脂質が少なく、カロリーは低めになります。また、卵や牛乳の栄養が含まれている点でもおすすめです。

ただし、ビッグサイズだったり、中のクリームが生クリームたっぷりというシュークリームはもちろん高カロリーになるので控えて。

ここがポイント ケーキの中で選ぶなら、シュークリームがおすすめ

太らないのは、どっち!?

ようかん

VS

カステラ

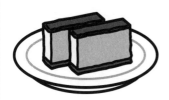

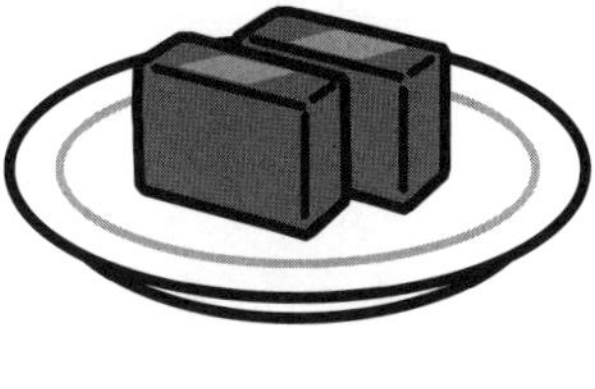

太らないのは……カステラ

カステラはスポンジケーキやパウンドケーキに似た見た目ですが、バターや油がまったく使われていない、卵と小麦粉、砂糖だけでできた和菓子です。

これは、カステラの原型となるお菓子がポルトガルから日本に伝わった16世紀には、日本では乳製品が作られていなかったためです。カステラには油脂が入っていない分、洋菓子類に比べカロリーは低め。また、材料に卵がたくさん使われているので、ビタミンなどがお菓子の中では多く含まれています。

ようかんの原材料は小豆と砂糖と寒天。こちらも油脂が使われていない分、洋菓子に比べると低カロリー。小豆も寒天も食物繊維を多く含んでいますが、ねりようかんは砂糖がたくさん使われているのでカステラより糖質が多めです。

甘いものを食べたいときはこうした和菓子を少量とり入れ、満足感を得るのもダイエットを長続きさせるコツ。

ここがポイント

和菓子と洋菓子で迷ったら、油脂の少ない和菓子を選択

太らないのは、どっち!?

ティラミス

VS

ガトー・ショコラ

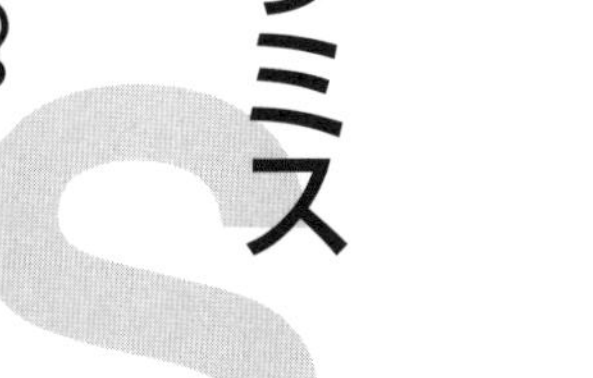

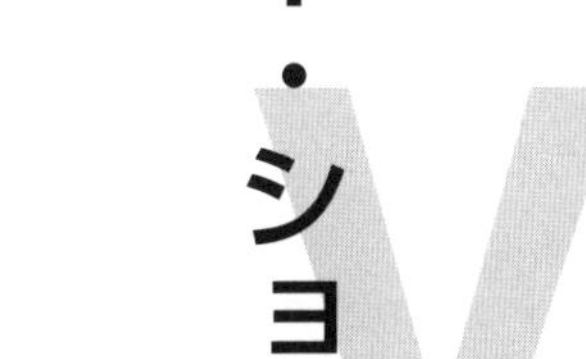

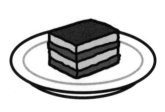

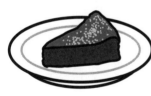

太らないのは……ティラミス

どちらも脂質の多いケーキです。ティラミスはふんわりと口当たりがよいクリーム部分が多く、スポンジ生地が少ないので、低カロリーに感じられるかもしれませんが、生クリームとマスカルポーネチーズが使われているので、脂質が多く、シュークリームなどに比べると高カロリーです。

一方、ガトー・ショコラは、泡立てた卵で膨らませたケーキなので、チョコレートケーキの中では、チョコレートをたくさん使って濃厚に仕上げたザッハトルテなどに比べるとややカロリー控えめ。とはいえ、バターの使用量が多いので、ティラミスよりは脂質が多くカロリーが高くなります。

ケーキのカロリーを決めるのは、バターや生クリームといった脂肪分。チョコレートも脂質が多いので、チョコレート入りクリームになるとさらにカロリーが上がります。ホイップクリームが添えられたガトー・ショコラは、非常に高カロリーと心得て。

ここがポイント

ケーキのカロリーを押し上げるのはバターと生クリーム

フルーツタルト

太らないのは、どっち!?

VS

アップルパイ

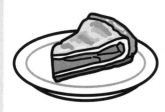

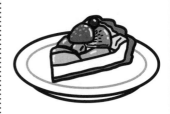

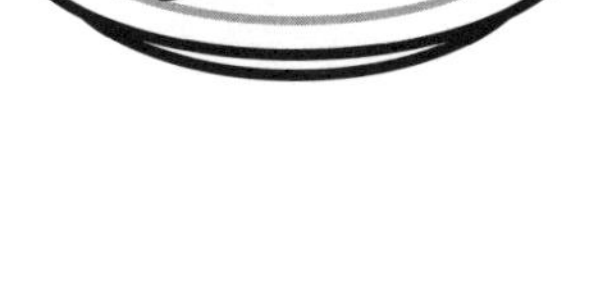

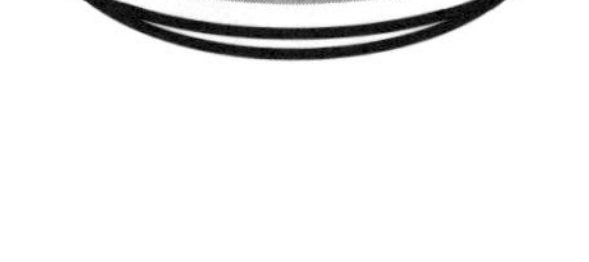

太らないのは……

フルーツタルト

洋菓子の中で避けたいもののひとつが、パイです。サクサクッと食べられるので軽いイメージがありますが、サックリとした生地を作るために実はバターが驚くほどたくさん使われています。このため脂質が多く、パイ類は総じて高カロリーです。

それに比べてフルーツタルトは、生のフルーツをたっぷり使っているので、その分カロリーが抑えられています。生地の上に敷いているのもカスタードクリームなので、ケーキの中ではカロリーは控えめ。生のフルーツからビタミンがとれるのもよい点です。ですからケーキを選ぶとき、シュークリームと同様にフルーツタルトもおすすめの選択になります。

ところで、おやつを食べる時間ですが、エネルギー消費量が多く、代謝が活発で、脂肪を合成する物質の分泌が少ない、午後1時～3時頃に食べるのがおすすめです。合わせるコーヒーや紅茶には、くれぐれも砂糖を入れないこと。

ここがポイント
サクサクのパイにはバターがたっぷり

太らないのは、どっち!?

チーズケーキ

VS

ショートケーキ

太・ら・な・い・のは……

ショートケーキ

チーズケーキは「ケーキは苦手だけど、これなら食べられる」という男性も多く、ファン層が広いケーキです。しかし、外からはわかりませんが、脂肪分の高いクリームチーズに生クリームが混ぜ合わせてあるので、カロリーはショートケーキと同等、もしくは高いものも少なくありません。

どっしりとしたベイクドチーズケーキに比べ、レアチーズの方があっさりに感じられるかもしれませんが、レアチーズケーキは生クリームがふんだんに使われているものもあり、一概にどちらの方がカロリーが低いとはいえません。

反対に、ショートケーキは見た目通りの生クリームの量が使われているので、小さめのものや、イチゴがたくさん使われているクリームが控えめのものを選べば、予想外にカロリーが高いということはない分、安心です。

ここがポイント チーズケーキはあっさり味でも脂質が高い場合あり

太らないのは、どっち!?

ホットケーキ

VS

ドーナツ

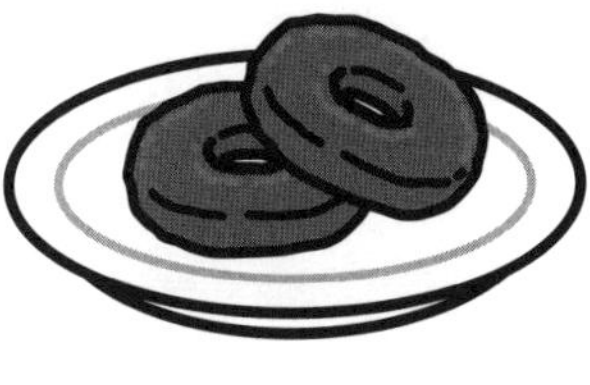

太らないのは……

ホットケーキ

生地自体は似ている2つのお菓子ですが、ドーナツの方が油で揚げる分、カロリーは上がります。さらにドーナツは砂糖をまぶしたり、チョコレートをかけたりと、あとから糖質がプラスされているものも多く、なるべく避けたいおやつです。

ホットケーキは生地を焼いただけなので、ドーナツに比べれば、油の使用量が格段に少なくなります。ただし、食べるときにバターや生クリームなどを大量にトッピングするのはもちろんNG。

ところで、朝起きてすぐ甘いものを食べることを習慣にしている人がいますが、これは避けたい習慣。空腹時に甘いものを食べると血糖値を急上昇させ、脂肪をためやすくなります。朝食には甘いものより、食物繊維が豊富なワカメの味噌汁や、納豆などのネバネバ食品が血糖値をゆるやかに上昇させるのでおすすめ。

ホットケーキを食べたいときは、サラダや卵料理などと一緒に食べましょう。

ここがポイント 生地が同じなら、「揚げたもの」より「焼いたもの」を

太らないのは、どっち!?

杏仁《アンニン》豆腐

VS

マンゴープリン

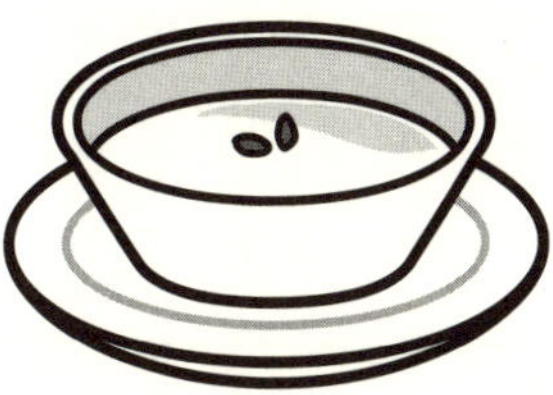

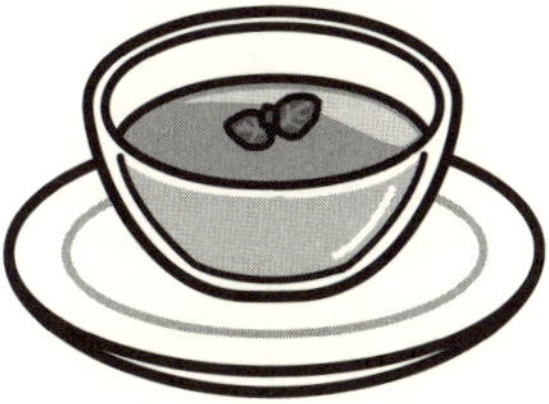

太らないのは……

杏仁豆腐

マンゴープリンは「プリン」という名前がついていますが、実は卵や牛乳で作られたプリンとは違います。マンゴーピュレに生クリームを加え、ゼラチンで固めたフルーツゼリーとムースの中間のようなデザートです。生クリームが使われているので、ゼリー類よりカロリーは高くなります。

一方、杏仁豆腐は中国に古くからある伝統的なデザートで、「杏仁」という薬膳の粉末と牛乳を寒天で固めたもの。低カロリーで、牛乳の栄養や寒天の食物繊維をとることができる、ダイエット中でも安心して食べられるデザートです。寒天は100gあたり3kcalと非常に低カロリーですが、水で膨れているのでボリュームがあり、小腹が空いたときなどに食べておくと、空腹感を抑える効果があります。また便をやわらかく保ち、便通をよくする効果もあるので、便秘がちな人にもおすすめです。

この他、ゼラチンを使ったゼリーなどもおすすめのデザートです。

ここがポイント 寒天デザートで食物繊維をとろう

白玉クリームあんみつ

太らないのは、どっち!?

チョコバナナパフェ

VS

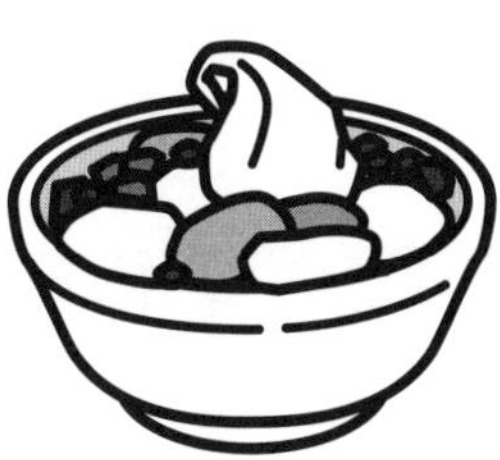

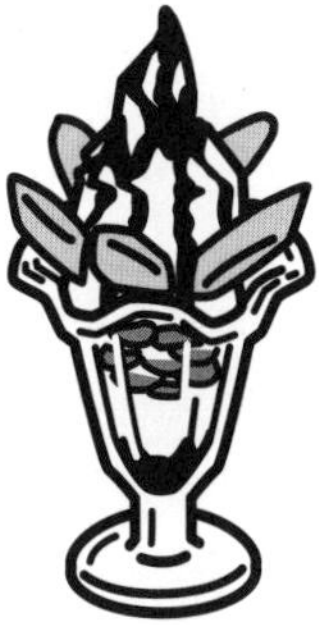

太らないのは……

白玉クリームあんみつ

外見からもわかるように、パフェは生クリームがたくさん盛ってある、脂質の多い食べ物です。また、パフェに使われているチョコレートはカカオの成分も少なく、甘みが強いもの。これにアイスクリームやコーンフレークなども加わるので、大ぶりのケーキくらいのカロリーになります。

一方の白玉クリームあんみつにも、アイスクリームや、あんこ、白玉などが入っていますが、ベースの寒天でカサ増しされているので、パフェ類に比べるとずっとカロリーは控えめ。お茶をするときは、ケーキショップより甘味処を選択しましょう。

ところで、1日に食べてもよいおやつやお酒などの嗜好品の目安量は1日に必要なカロリーの10%程度です。デスクワークが中心の生活をしている人だと、これは大体150kcal～200kcalほど。1日のおやつはこれを超えないように調整しましょう。ケーキを食べたいときは、何日かおやつを我慢して。

ここがポイント

クリームが多いパフェより、甘味処のデザートを

太らないのは、どっち!?

チョコレート

VS

ホワイトチョコレート

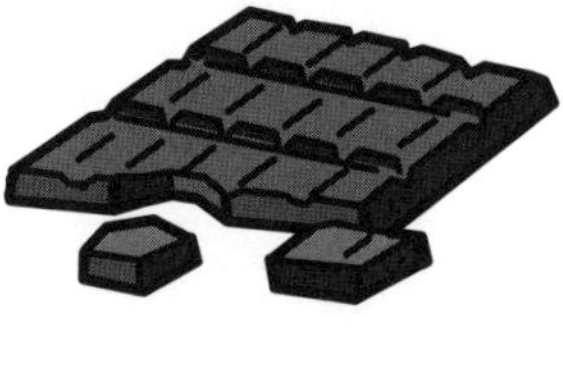

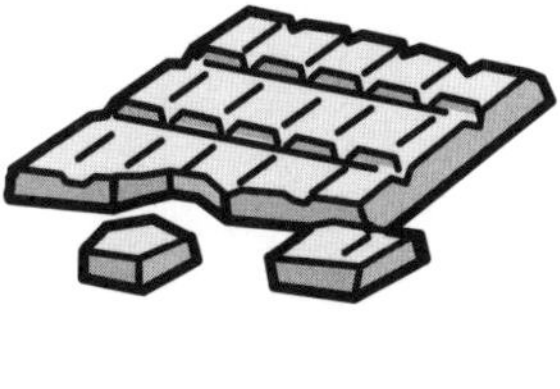

太らないのは……

チョコレート

チョコレートはカロリーは高いですが、ポリフェノールの含有量も抜群に高い食品です。主な原材料は、カカオ豆をすりつぶしてペースト状にしたカカオマスと、カカオ豆から搾油したココアバター、砂糖です。

カカオポリフェノールなどの健康効果が期待できる成分が含まれているのはカカオマスの部分です。ですから、チョコレートの健康効果を得るためには、カカオマスが多く、砂糖が少ないビタータイプのチョコレートを選んだ方がよいのです。

一般のミルクチョコレートは、カカオマスの使用量が少なく、砂糖を多く含むため健康効果はほとんど期待できません。また、ホワイトチョコレートはカカオマスが使われていないので、カカオポリフェノールは含まれていません。

ビターチョコレートは血糖値の上昇もゆるやかなので、空腹のときなどに少し食べるおやつとしてもおすすめです。

ここがポイント

チョコレートはカカオマスの含有量に注目

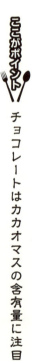

太らないのは、どっち!?

アーモンド入りチョコレート

VS

ポテトチップス

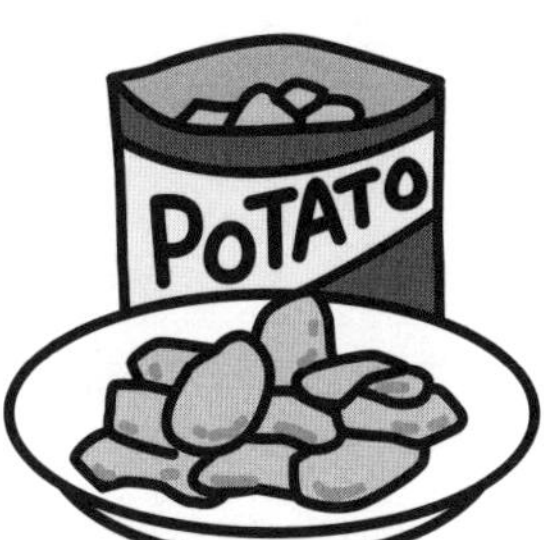

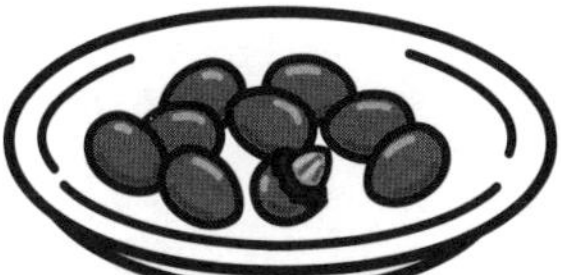

太らないのは……

アーモンド入りチョコレート

ポテトチップスは、食品の中でもカロリーが極めて高い食べ物です。さらに、あっという間に1袋食べられてしまうところも特徴。「脂肪」「糖質」「うま味」の組み合わせは、あとを引くなかなかやめられない味です。

一方のアーモンドチョコも、ポテトチップスと同等の高カロリー食品です。しかしポテトチップスに比べ、アーモンドチョコはビタミンやミネラルがずっと豊富。

アーモンドはたいへん栄養豊富な食品です。特にビタミンＥの含有量は食品の中でもっとも多く、この他、カルシウムや鉄、亜鉛などのミネラルも多く含みます。また、アーモンドにはコレステロールを下げたり、血糖値の上昇を抑制する効果もあります。

甘いものを食べたいとき、アーモンドチョコを食べるのは、クッキーなどを食べるよりずっとおすすめ。ただし、1粒約25㎉なので、もちろん量は控えめに。他のナッツチョコもありますが、一番のおすすめはアーモンドです。

ここがポイント

抜群の栄養価をもつアーモンドを間食にとり入れよう

太らないのは、どっち!?

キャラメルポップコーン VS ポテトチップス

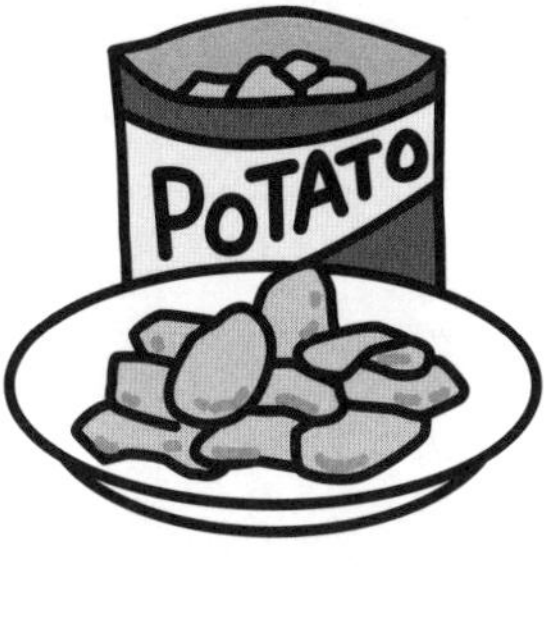

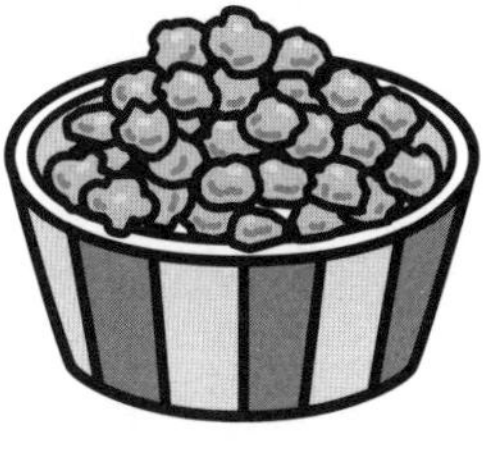

太らないのは……

キャラメルポップコーン

ポテトチップスの原料であるジャガイモも、ポップコーンの原料のトウモロコシも、どちらも同じくらいの糖質を含む食品ですが、ポテトチップスは油で揚げている分、高カロリーになります。対するポップコーンは、ノンオイルのものはカロリーが低く、ダイエット中にもおすすめのスナックです。

ポップコーンは、バターをからめたり、キャラメルをかけたりすることで、カロリーが上がります。しかし、ポテトチップスほどの脂質量にはならないのと、ポップコーンの方がカサが張って、1袋あたりの重さも少ないため、1袋あたりで比べると、カロリーは半分程度になります。自宅で作るタイプのポップコーンの素も販売されているので、油の量を控えて、自作すれば低カロリーのものが楽しめます。

ポップコーンには食物繊維が豊富に含まれるのもよいところです。

ここがポイント

スナックで迷ったら、ポップコーンがおすすめ

リンゴ

太らないのは、どっち!?

バナナ

VS

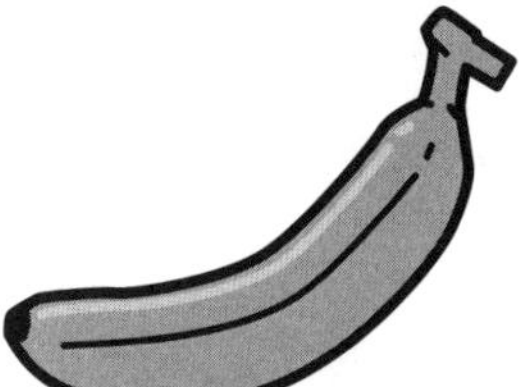

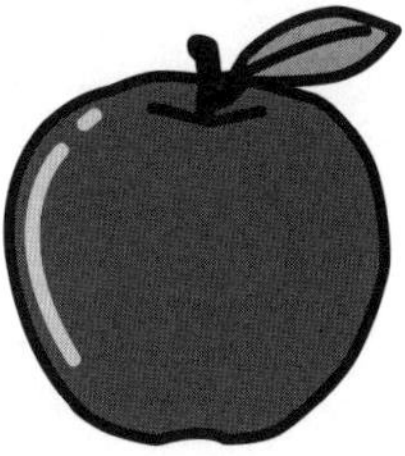

リンゴ

含まれている栄養にそれぞれ長所があるので、どちらも食べて欲しい食品です。果物にはビタミンやミネラル、ポリフェノールが豊富なので脳卒中などの循環器疾患や、がんの予防効果など健康上のメリットがあります。

果物は糖質が多く、糖尿病の原因になると考えて控える方がいますが、実際には果物を食べている人の方が糖尿病の発症リスクが低いという研究結果が複数報告されています。1日にとりたい果物の量は200g。これはミカンなら2個、リンゴなら1個くらいの量です。朝食に果物を食べる習慣をつけたり、小腹が空いたときにリンゴやバナナを食べたりするのは、甘いおやつをとるよりずっとおすすめです。

さて、どちらかをあえて選ぶなら、糖質量の低いリンゴです。バナナは精神を安定させる物質、セロトニンの原料を含み、果物の中でも栄養価が高い食品ですが、糖質が高いので食べ過ぎには注意しましょう。

ここがポイント

毎日果物を食べる習慣をつけよう

太らないのは、どっち!?

スイートポテト

VS

大学芋

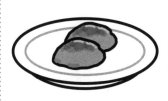

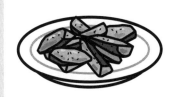

太らないのは……

スイートポテト

どちらも、サツマイモで作るシンプルなおやつです。サツマイモには、ビタミンCや食物繊維の他、ヤラピンというお通じをよくする成分が含まれています。また、皮の紫色はアントシアニンという抗酸化力の強いポリフェノールの一種なので、皮ごと食べるのがおすすめです。サツマイモは、ほっくりとしていて、食べごたえがあり、甘味もあるので、うまく利用すれば甘いものを食べたいとき、低カロリーで満足感が得られるというメリットがあります。こうしたサツマイモの利点を生かすには、あまり手をかけないで食べること。蒸かしたり、焼いただけで食べるのがおすすめです。

お菓子として加工したものであれば、油で揚げてアメがけをした大学芋より、蒸したサツマイモに牛乳、バター、砂糖を加えて焼いたスイートポテトの方がカロリーは控えめ。ただし、大ぶりでバターやクリームがたくさん使われたものは当然高カロリーです。食べるなら小ぶりのものを選んで。

ここがポイント サツマイモは食べ方次第で、ダイエットの味方になる

5章

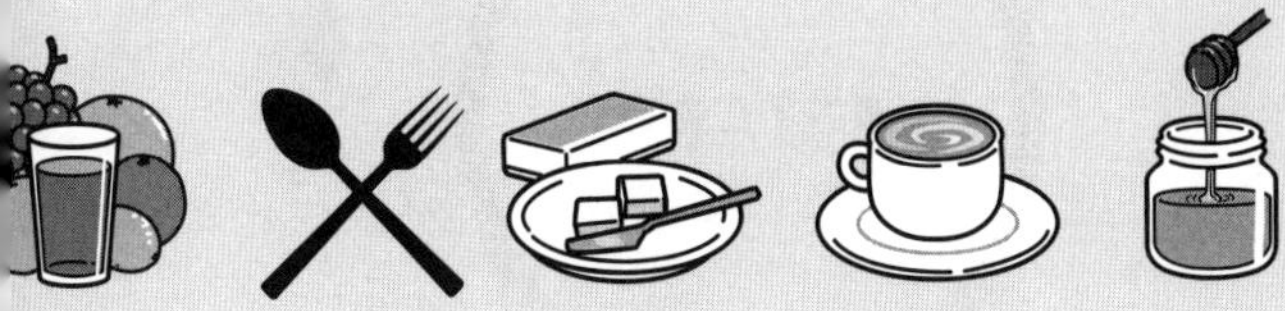

飲み物・その他

どっち!?

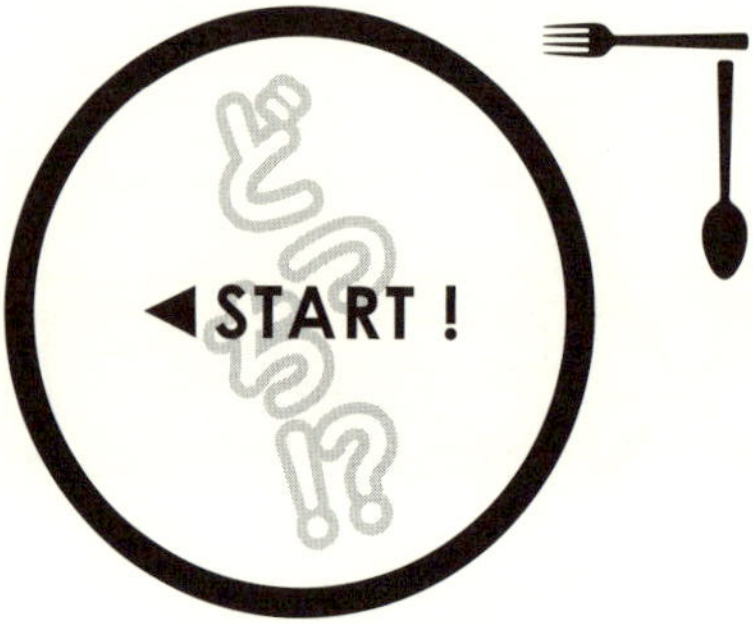

コーヒーや紅茶は、毎日何度も飲む人も多い定番の飲み物。1回の量は少なくても、回数を重ねることで摂取カロリーや食生活に影響を及ぼす可能性があります。

また、日々、何気なく使っているはちみつやマーガリンが実は…、という落とし穴もあるので気をつけて。毎日食べたり飲んだりするものは、ダイエットにも健康にもいいものを選べるようになりましょう。

太らないのは、どっち!?

カフェオレ

VS

カフェラテ

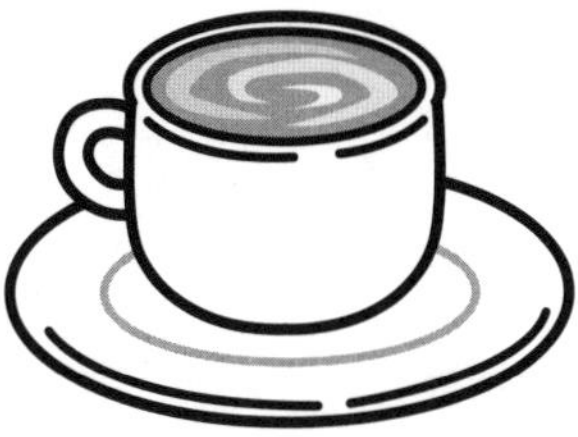

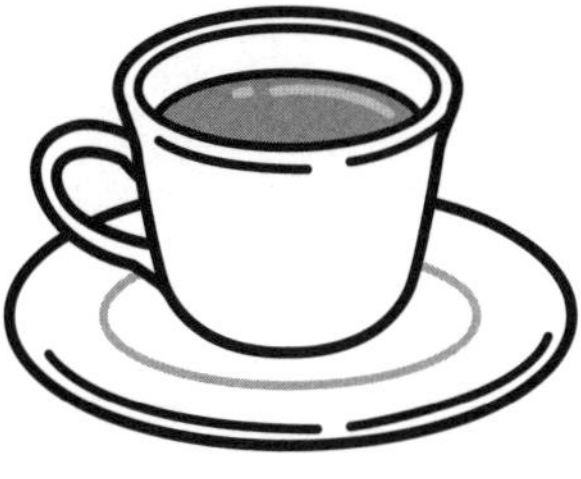

太・ら・な・い・のは……

カフェオレ

いつの間にかすっかり浸透したカフェラテ。カフェオレとの違いはミルクの量になります。カフェオレは、コーヒーとミルクの量が半分ずつの1対1。対するカフェラテは、エスプレッソにミルクを加えたもので、割合に決まりはありませんが、一般的にエスプレッソの倍以上のミルクが使われています。このため、カフェラテの方がカロリーが高くなります。1日に1杯くらいなら牛乳の栄養がとれるので、カフェラテもよいのですが、何杯もとなるとカロリーオーバーです。

コーヒーは、健康やダイエットの味方になる飲み物です。コーヒーを飲む習慣がある人の方が、糖尿病や認知症、がんの発症率が低いことが報告されています。これは、コーヒーに含まれるカフェインやクロロゲン酸に、脂肪の燃焼を助け、血糖値の上昇を抑える効果があるためと考えられています。こうしたコーヒーの健康効果を生かすには、砂糖を入れないことが大切。ミルク入りも1日1杯くらいにとどめて。

ここがポイント **ブラックコーヒーを飲んで、メタボや生活習慣病を予防！**

フレッシュ
フルーツジュース

太らないのは、どっち!?

VS

市販の
野菜ジュース

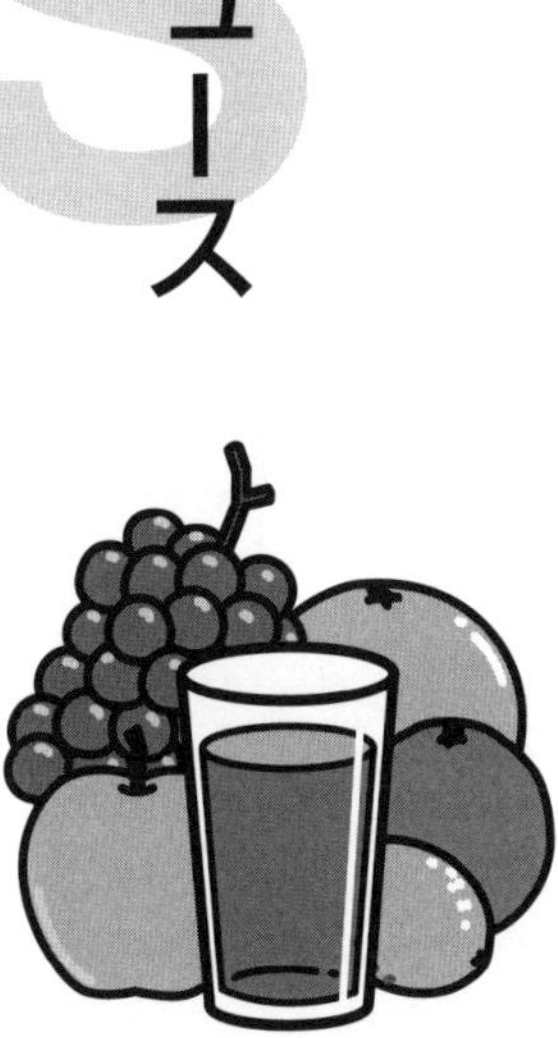

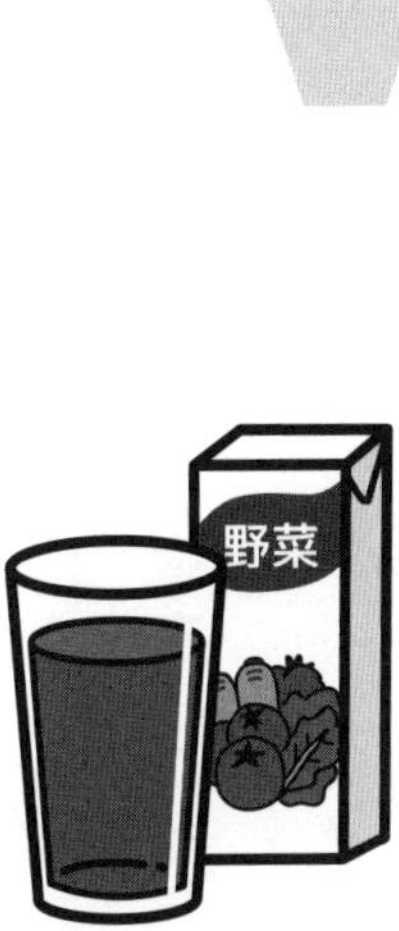

太らないのは……

市販の野菜ジュース

野菜が不足すると、つい市販の野菜ジュースに頼りたくなりますが、野菜ジュースを飲むのと野菜を食べるのとでは、やはり同じというわけにはいきません。

野菜ジュース35銘柄の成分を分析した研究によると、実際に1日の野菜摂取目標量350gから得られる栄養を、バランスよく満たしているものはありませんでした。野菜ジュースは、野菜に比べカルシウムやビタミンCが不足しているものが多く、水に溶けにくい食物繊維もとることができません。

ですから野菜ジュースは砂糖や果物が添加されていない糖質の低いものを選び、あくまで野菜が食べられないときの補助として、とり入れるとよいでしょう。

対するフレッシュフルーツジュースは、最近では駅のスタンドなどでもよく見かけます。不足しがちなフルーツをとるにはよい方法ですが、砂糖が加えられているものもあり、糖質が多いのが難点。フルーツは加糖せず生で食べるのが一番です。

ここがポイント ジュースに頼らず、野菜やフルーツは生で食べて

ホットココア

太らないのは、どっち!?

VS

ロイヤルミルクティ

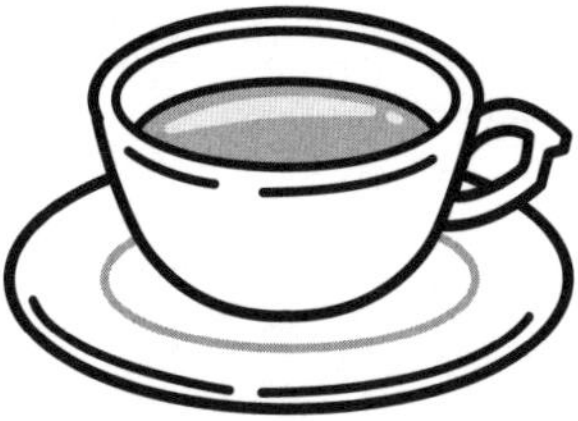

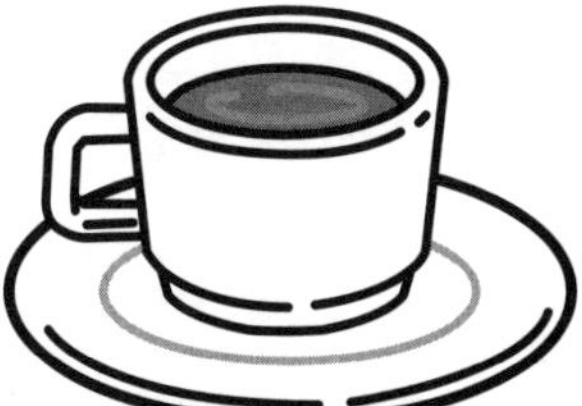

太らないのは……

ロイヤルミルクティ

単純にカロリーで比較すると、ほぼ0kcalの紅茶の方が、カロリーはやや低くなります。また、代謝を高める作用のあるカフェインの量も、紅茶の方がココアより多く含まれます。ただし、ココア（砂糖を加えていないピュアココア）は大さじ1杯で16kcalほどなので、本当はココアが飲みたいけれど、ロイヤルミルクティにしておこうと思うほどの違いではありません。ココアの原料はカカオで、血圧を下げたり、むくみを改善するカリウムが豊富です。さらに、ココアには抗酸化作用の高いカカオポリフェノールや食物繊維も含まれています。ココアは非常に栄養価の高い食品なのです。

また、ココアを飲むと、ほっとした気持ちになりますが、これも気のせいではなく、ココアに含まれるテオブロミンという成分によるリラックス効果のため。

ロイヤルミルクティもホットココアも一番気をつけたいのは、加える砂糖の量。何杯も加えるのはＮＧです。

ここがポイント
紅茶もココアも、ダイエットや健康に役立つ飲み物

太らないのは、どっち!?

はちみつ

VS

メープルシロップ

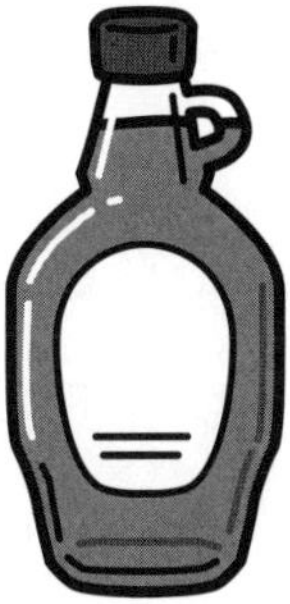

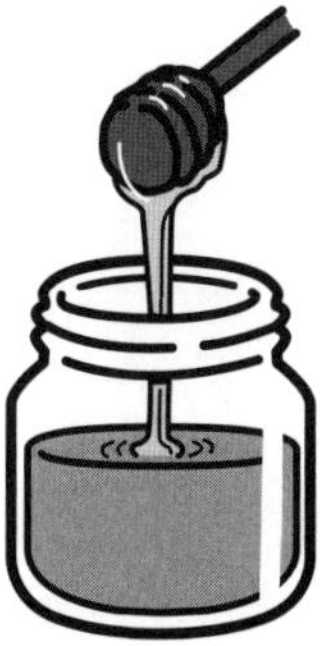

太らないのは……メープルシロップ

大さじ1杯あたりで比べると、メープルシロップは、はちみつに比べ約8kcalほどカロリーが低くなります。また、メープルシロップははちみつに比べると、カルシウムやカリウム、マグネシウムなど、日本人に不足しがちなミネラルがずっと豊富。サトウカエデの樹液を煮詰めただけの100%天然の甘味料で、農薬やボツリヌス菌などの心配がないところも魅力です。

ただし、日本では「メープルシロップ風」の甘味料もあるので注意が必要。メープルシロップ風甘味料の原材料はコーンシロップで、香料でメープルシロップ風の香りをつけており、まったく成分が異なります。食品表示をよく見て、メープルシロップ100%、あるいはサトウカエデ樹液と書いてあるものを選びましょう。

メープルシロップというとパンケーキに合わせるイメージがありますが、しょうゆや味噌など和素材との相性もよく、砂糖やみりん代わりに料理にも使えます。

ここがポイント　ミネラル豊富なメープルシロップを上手にとり入れて

太らないのは、どっち!?

はちみつ

VS

イチゴジャム

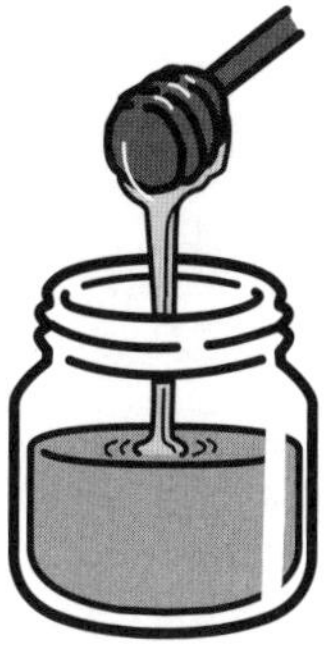

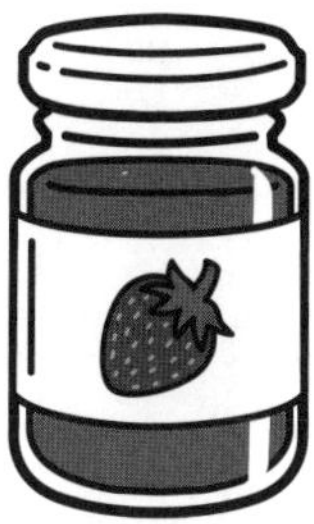

太らないのは……イチゴジャム

ジャムとはちみつを比べると、はちみつの方が糖質量が多く、カロリーが高くなります。また、ジャムには果物が使われているので、その分水分や、カリウムなどのミネラルがはちみつより多くなります。はちみつは砂糖に比べて、ヘルシーなイメージがありますが、一般によく出回っているものは、白砂糖とビタミンやミネラルの量が大きく違うわけではありません。はちみつは、蜂が蜜を集める植物によって、成分にかなり違いが出ます。ですから、中にはミネラルやポリフェノールを多く含むものもあるのですが、こうしたものは一般のスーパーなどではあまり見かけません。

また、砂糖を選ぶとき、白砂糖より色がついている三温糖の方が栄養価が高いと誤解する方がいるのですが、両者に成分の違いはほとんどありません。ミネラルを多く含むのは精製度が低いきび砂糖や黒糖、メープルシロップです。

ここがポイント はちみつには期待ほどの栄養価はなし。使い過ぎ注意！

バター

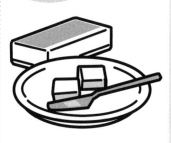

太らないのは、どっち!?

マーガリン

VS

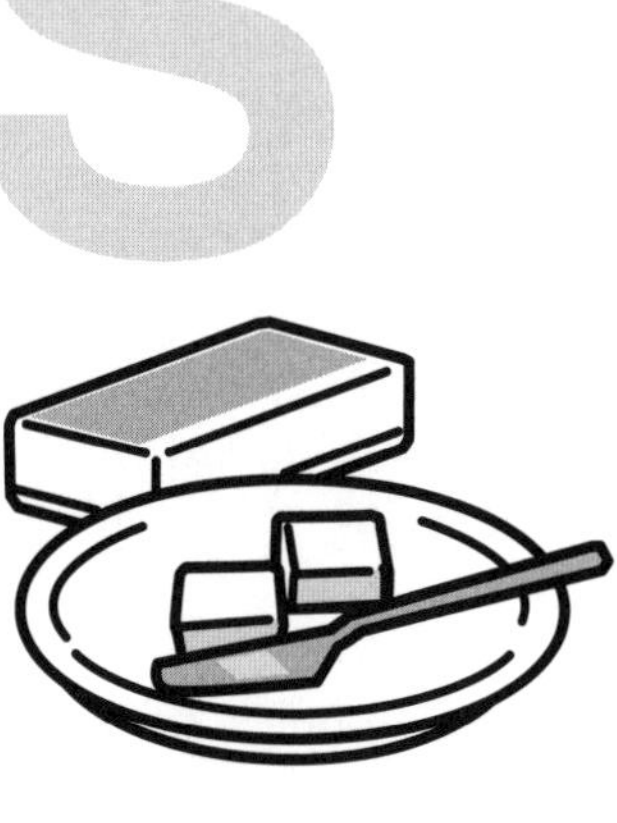

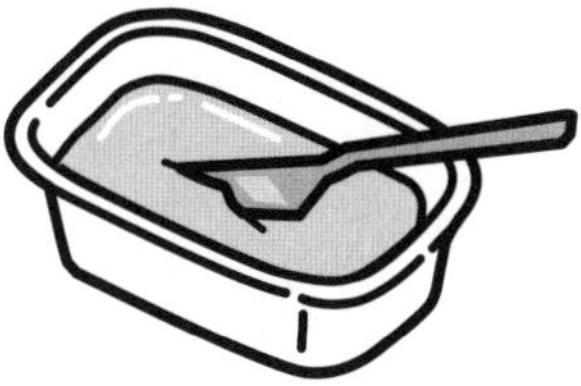

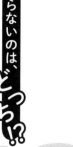

太らないのは……バター

どちらもカロリーは、ほぼ変わりません。バターは牛乳を原料にした乳脂肪分が80%以上のもので、マーガリンは植物油を原料とした油脂含有率が80%のものです。バターは飽和脂肪酸を多く含むため、とり過ぎれば動脈硬化などのリスクを高めます。このため、不飽和脂肪酸を主成分とした植物油が原料であるマーガリンをとった方がいいと、ひと昔前は推奨されていました。

ところが、マーガリンを作る過程で生じるトランス脂肪酸の方が、かえって動脈硬化のリスクを高めるのではないかという研究報告が相次ぎ、1995年頃から形勢が変わってきました。現在では、国によっては、食品に含まれるトランス脂肪酸の量について規制を設けているところもあります。最近はトランス脂肪酸が少ないタイプのマーガリンもありますが、どちらかを選ぶのであれば、植物油を加工したマーガリンより、風味豊かで滋味のあるバターをおすすめします。

ここがポイント **迷ったら、原材料がシンプルで味わいが自然なものを**

太らない食事選び7つのルール

太らない食事選び7つのルール

食事を選ぶときの優先事項は、栄養豊富で、血糖値を急上昇させず、カロリーが低いこと。迷ったときは、この7つのルールに照らし合わせてみてください。

1　主食は血糖値の上昇がゆるやかなものを選ぼう

↓

糖質は成分によって血糖値の上昇度合いが異なります。主食は白米より雑穀米、うどんよりそば、パンよりパスタなど血糖値の上昇がよりゆるやかなものを選びます。

2　具のバリエーションが豊富なものを選ぼう

↓

からだが必要とする栄養をしっかりとるには、カルビ弁当より幕の内弁当、丼物やラーメンなどの単品より定食と、食材が多種類使われている方を選びましょう。

3　ぱっと見で、素材がわかるものを選ぼう

↓

ハンバーグやソーセージのような加工品は、見た目以上に脂肪や糖質が含まれています。それよりステーキなど、素材がはっきりわかるものを食べましょう。

4　揚げ物を選ぶときは、素材と衣を見極めて

↓

揚げ油は衣に吸収されるので、素揚げや唐揚げより、フライや天ぷらの方が吸油率が高くなります。素材はエビなどの魚介類や鶏肉といった低カロリーのものを選んで。

5　洋食より和食を、洋菓子より和菓子を選ぼう

↓

バターやクリームを使った濃厚な料理は高カロリー。その点、和食や和菓子は脂質が少ないので洋食に比べてカロリーは低め。蒸す、焼くなどの調理法だとなおよし。

6　ファストフード店に足を向けない

↓

ハンバーガーなどのファストフードは脂質と糖質が多く、からだに必要なビタミン、ミネラルは少ない高カロリー低栄養食。セットのポテトはもってのほか。

7　思い込みの落とし穴に気をつけろ！

↓

そうめんは低カロリー、サラダという名前ならヘルシー、三温糖はミネラル豊富といった何となくの思い込みを改め、食材の特性を知って、賢く食事を選びましょう。

調べたい食事がすぐ見つかる! さくいん

ア

カ

サ

【参考文献】
『食品成分表〈２０１４〉』香川芳子／監修（女子栄養大学出版部）
『調理のためのベーシックデータ』松本仲子／監修（女子栄養大学出版部）

【参考ホームページ】
nagoya 発くらしのほっと通信２００７年８月／名古屋市消費生活センター

人生の活動源として

いま要求される新しい気運は、最も現実的な生々しい時代に吐息する大衆の活力と活動源である。

文明はすべてを合理化し、自主的精神はますます衰退に瀕し、自由は奪われようとしている今日、プレイブックスに課せられた役割と必要は広く新鮮な願いとなろう。

いわゆる知識人にもとめる書物は数多く窺うまでもない。

本刊行は、在来の観念類型を打破し、謂わば現代生活の機能に即する潤滑油として、逞しい生命を吹込もうとするものである。

われわれの現状は、埃りと騒音に紛れ、雑踏に苛まれ、あくせく追われる仕事に、日々の不安は健全な精神生活を妨げる圧迫感となり、まさに現実はストレス症状を呈している。

プレイブックスは、それらすべてのうっ積を吹きとばし、自由闊達な活動力を培養し、勇気と自信を生みだす最も楽しいシリーズたらんことを、われわれは鋭意貫かんとするものである。

―創始者のことば― 小澤和一

著者紹介

安中千絵〈あんなか ちえ〉

管理栄養士。
学習院大学法学部卒業。女子栄養大学栄養学部卒業。東京都立大学大学院修士課程修了。都市科学修士。株式会社タニタなどを経て独立。企業の食・健康事業のコンサルティングや商品開発、メディアの栄養情報の監修・情報提供、執筆、講演等を中心に活動。著書に『やせたい人は、今夜もビールを飲みなさい』『1日3杯のコーヒーが人を健康にする!』(どちらもPHP研究所)がある。心療内科での食事指導の経験から「からだだけでなく、こころも健康にする食事」の提案を心がけている。

太《ふと》らないのは、どっち!?

青春新書 PLAYBOOKS

2015年2月10日　第1刷

著者　安《あん》中《なか》千《ち》絵《え》

発行者　小澤源太郎

責任編集　株式会社プライム涌光

電話　編集部　03(3203)2850

発行所　東京都新宿区若松町12番1号 〒162-0056　株式会社青春出版社

電話　営業部　03(3207)1916　振替番号　00190-7-98602

印刷・図書印刷　製本・フォーネット社

ISBN978-4-413-21033-1